Schmiedel

Natürlich frei
von Verstopfung

Natürlich frei von Verstopfung

Von Dr. med. Volker Schmiedel

Mit 18 Abbildungen

HAUG

Karl F. Haug Verlag · Heidelberg

Die Deutsche Bibliothek – CIP-Einheitsaufnahme

Schmiedel, Volker:
Natürlich frei von Verstopfung: [naturheilkundliche Behandlungen der Darmträgheit] / von Volker Schmiedel, – Heidelberg: Haug, 1997
(Homöopathie und biologische Medizin)
97.04.00
ISBN 3-7760-1623-X

Titel-Nr. 2623 · ISBN 3-7760-1623-X

Umschlagfoto: Image Bank, 81675 München
Umschlaggestaltung: Inside Out, 69118 Heidelberg
Gesamtherstellung: Druckerei Schreck, 67487 Maikammer

Inhalt

Vorwort

Verstopfung – ein weit verbreitetes Leiden

Ein großer Teil meiner Patienten leidet unter einer Verstopfung, wobei die Verstopfung meist nicht die Erkrankung ist, die den Patienten zu mir führt. Es handelt sich vielmehr um eine Befindensstörung, die eher so nebenbei erwähnt wird bzw. von der ich erfahre, wenn ich gezielt danach frage. Ich bin aber immer wieder überrascht, wie häufig dieses Leiden anzutreffen ist. Bei den vermeintlich Gesunden, die keinen Arzt aufsuchen, dürfte es kaum weniger verbreitet sein.

Geringes Interesse der medizinischen Wissenschaft

Wissenschaftliche Untersuchungen, von denen es zum Thema „Verstopfung" erstaunlich wenige gibt, beweisen, daß die Verstopfung zu den häufigsten Krankheiten in zivilisierten Gesellschaften gehört (ich betone dies deshalb, weil eine Verstopfung bei sogenannten Naturvölkern praktisch unbekannt ist). So soll nach einer repräsentativen Umfrage ein Viertel der gesamten Bevölkerung an einer chronischen Verstopfung leiden. Von diesem verwendet jeweils ein Viertel Abführtees bzw. andere Abführmittel. Ein Viertel derer, die Abführmittel einnehmen, gebrauchen diese täglich oder mehrmals in der Woche. Je älter die Menschen sind, desto häufiger leiden sie unter Verstopfung und desto größer ist der Abführmittelkonsum. Frauen klagen wesentlich häufiger über Verstopfung als Männer. Mehr als die Hälfte aller Frauen soll mindestens gelegentlich zu Abführmitteln greifen. Meistens werden dabei vermeintlich „harmlose" pflanzliche Mittel eingesetzt (siehe Einleitung, Kap. Wirkungsweise von Abführmitteln, S. 52).

Nur selten ist die Verstopfung ganz einfach zu beheben. So kommt es gelegentlich vor, daß ein Patient mit ansonsten normalem Stuhlgang nach Verordnung eines bestimmten Medikamentes plötzlich eine deutliche und unangenehme Verstopfung angibt. Dann ist die folgerichtige Konsequenz, daß dieses Mittel abgesetzt oder durch ein ähnliches Mittel ersetzt wird, welches keine Verstopfung verursacht.

Verstopfung – ein komplexes Geschehen mit vielen Ursachen

In der Regel handelt es sich aber um ein komplexes Krankheitsgeschehen. Die Hauptursachen der Verstopfung, nämlich Fehlernährung, geringe Flüssigkeitszufuhr, Bewegungsarmut, Genußmittelmißbrauch, Störungen der Lebensordnung bzw. bestimmte Persönlichkeitsstrukturen sowie der Gebrauch von Abführmitteln müssen ausführlich abgefragt und mit dem Patienten besprochen werden. Gegebenenfalls kann auch einmal eine weiterführende Diagnostik erforderlich werden (*z.B. Bestimmung von Schilddrüsenhormonen im Blut zum Nachweis einer Schilddrüsenunterfunktion, Darmspiegelung zum Nachweis eines Tumors*).

Die Fehler in der Lebensweise, die zur Verstopfung geführt haben, müssen langfristig beseitigt werden. Dies stößt jedoch nicht immer auf große Gegenliebe. Nur wenige wollen ihre Ernährungs- und sonstigen Lebensgewohnheiten konsequent ändern, wo es doch so einfach ist, den vordergründig gleichen Effekt durch Einnahme von Pillen oder Tropfen, Früchtewürfeln oder Abführtees zu erzielen. Gar nicht so selten wird meine Versicherung, daß es auch ohne geht, sehr skeptisch betrachtet, wenn nicht sogar offen bezweifelt. Genau dies ist aber praktisch immer möglich! Wenn Sie eine starke Verstopfung haben oder seit längerer Zeit regelmäßig Abführmittel nehmen, werden Sie es zwar nicht von heute auf morgen schaffen, durch alleinige Änderungen Ihres Verhaltens wieder zu einem normalen Stuhlgang zu gelangen. Vielmehr wird, zumindest für einige Zeit, noch die Unterstützung etwa durch Ballaststoff- oder Mineralstoffpräparate erforderlich sein. Das anzustrebende Endziel, nämlich eine gut funktionierende Verdauung ohne den Gebrauch jeglicher Hilfsmittel, können Sie aber durchaus erreichen. Voraussetzung dafür ist allerdings die Motivation, an sich und am eigenen Verhalten etwas ändern zu wollen, sowie die konsequente Einhaltung der empfohlenen Maßnahmen.

Warum beschäftigt sich die offizielle Medizin so selten mit der Verstopfung?

Patienten sprechen eine Verstopfung nur selten bei ihrem Arzt an. Dies hat verschiedene Gründe. Nicht selten fehlt der Leidensdruck dieser Erkrankung. Jemand, der regelmäßig Stuhlgang hat, wenn auch nur mit Hilfe von Abführmitteln, sieht nicht unbedingt die Notwendigkeit ein, die Gesundheitsstörung „Verstopfung“ auf andere Weise zu beheben. Er ist dann zu bequem dazu. Vielen ist es aber auch peinlich, über Verdauungs- und insbesondere Stuhlentleerungsstörungen zu sprechen. Ein falsch verstandenes, anerzogenes Schamgefühl hindert diese Menschen daran, Hilfe zu suchen und zu erhalten. Nicht wenige möchten ihren Arzt, den vielbeschäftigten, mit so banalen Störungen wie einer Verstopfung nicht belästigen.

Ärzte sind bei Verstopfung nicht selten überfordert.

Damit kommen wir schon zur Vernachlässigung des Problems „Verstopfung“ durch die Ärzte. Tatsächlich fällt vielen Ärzten hierzu nicht viel mehr ein, als rasch den Rezeptblock zu zücken und ein Abführmittel zu verordnen. Andere geben gutgemeinte Ratschläge: „Essen Sie mehr Ballaststoffe, trinken Sie mehr, bewegen Sie sich mehr!“ Diese Empfehlungen sind prinzipiell richtig, jedoch sind sie auch den Verstopften in der Regel bekannt. Welche Lebensmittel besonders ballaststoffreich sind, welche Ballaststoffpräparate sinnvoll sind, was man bei deren Einnahme beachten muß, wieviel von welchen Getränken empfehlenswert ist, wie eine erfolgversprechende Bewegungstherapie bei Verstopfung auszusehen hat – all diese Fragen bleiben bei einer solchen Beratung jedoch meist unbeantwortet. Entweder kennt der Arzt nicht die Antworten hierzu (im Studium muß er zwar lernen, wie eine amyotrophe Lateralsklerose diagnostiziert und therapiert wird, nicht jedoch, wie man eine Verstopfung angehen sollte) oder er hat nicht die Zeit, die möglicherweise zeitaufwendigen Aufklärungsgespräche zu führen (bei einer korrekt durchgeführten Ernährungsberatung bekommt der niedergelassene Arzt praktisch niemals über die entsprechenden Gebührenziffern auch nur seine laufenden Praxiskosten herein). Als Patient bleiben Sie mit Ihrem Verstopfungsproblem also weitgehend alleingelassen bzw. sind auf die guten Ratschläge von Angehörigen, Freunden oder der Gesundheitsseite in irgendeiner Frauenzeitschrift angewiesen. Solche Ratschläge sind aber nicht immer hilfreich, meistens sehr undifferenziert, manchmal sogar schädlich.

Auch die Wissenschaft hat sich dieses Problems nicht in dem Maße angenommen, wie man dies angesichts der Häufigkeit der Verstopfung wünschen würde. Bei meiner Literatur-Recherche habe ich dutzende Fachbücher und Laienratgeber zu Erkrankungen wie Diabetes mellitus, Bluthochdruck oder koronare Herzkrankheit gefunden, jedoch nur einige wenige Laienbücher und kein einziges Fachbuch zur Verstopfung. Nicht daß diese anderen Krankheiten nicht auch wichtig wären, aber die Unverhältnismäßigkeit zwischen Häufigkeit der Erkrankung und der Anzahl der Bücher hierzu hat mich doch überrascht.

Wir sehen also: Die Verstopfung ist keine „attraktive" Erkrankung. Einen Herzinfarkt muß man ja (etwas überspitzt gesagt) geradezu gehabt haben, um seinen Einsatz in unserer Leistungsgesellschaft unter Beweis zu stellen, aber über eine Verstopfung redet man eben nicht, man hat sie auch nicht. Es ist also weder sehr prestigeträchtig, als Patient darüber zu reden, noch als Arzt erstrebenswert, als Experte in der Obstipationstherapie zu gelten, und als Wissenschaftler vergrößert man sein Renommee gewiß durch die Beschäftigung mit anderen Krankheiten sehr viel besser.

Warum sind sinnvolle Ratschläge so wenig bekannt oder werden so wenig befolgt?

Verstopfung – die pharmazeutische Industrie „hilft" gern.

Einzig einige pharmazeutische Unternehmen haben sich dieser Störung und der Menschen, die darunter leiden, angenommen – wenn auch nicht ganz uneigennützig. Die Häufigkeit der Erkrankung und die geradezu unüberschaubare Vielzahl der auf dem Markt erhältlichen Abführmittel zeigen an, daß ein großer und darum auch wirtschaftlich lukrativer Markt existiert. Wie in diesem Buch dargelegt wird (siehe Kap. Wirkungsweise von Abführmitteln, S. 52) führt der Gebrauch von Abführmitteln langfristig zu einer Verstopfung, also der eigentlich zu behandelnden Störung. Wer einmal begonnen hat, regelmäßig zu Abführmitteln zu greifen, wird ohne Hilfe nicht wieder davon loskommen! Die „Abführmittelindustrie" erhält sich so ihre eigenen Kunden, nämlich durch deren Abführmittelabhängigkeit.

Abführmittel führen langfristig zu Verstopfung.

An sinnvollen Ratschlägen, nämlich u.a. einer ballaststoffreichen Ernährung, genügender Trinkmenge, ausreichender Bewegung und einer sinnvollen Lebensordnung, kann niemand viel verdienen. Es macht für niemanden einen ökonomischen Sinn, hier engagiert tätig zu werden. Selbst bei sinnvollen Hilfsmitteln, die über die Apotheke, Reformhäuser, Drogerien oder Lebensmittelhändler zu beziehen sind, nämlich Ballaststoffpräparate wie Leinsamen und Weizenkleie oder Mineralstoffpräparate wie Magnesium, sind die wirtschaftlichen Möglichkeiten begrenzt. Zwar werden solche Präparate von Unternehmen hergestellt und vertrieben, die Gewinnspannen sind jedoch recht niedrig, da all diese Präparate – im Gegensatz zu neu entwickelten pharmakologischen Substanzen – nicht patentierbar sind (Leinsamen läßt sich nicht patentieren, jeder kann ihn vertreiben, er unterliegt nicht dem Arzneimittel-, sondern dem Lebensmittelrecht). Wegen der geringen Gewinnspannen sind natürlich auch die Werbemöglichkeiten in diesem Bereich eher begrenzt. Erschwerend kommt hinzu, daß diese – zumindest vorübergehend – sinnvollen Mittel, die weniger drastisch abführend, als vielmehr natürlich stuhlgangregulierend wirken, ihre Wirkung nicht so rasch, sondern erst nach einigen Tagen entfalten.

Der Patient schließlich trägt durch seine bereits oben erwähnte Bequemlichkeit zu einem großen Teil zur Entstehung bzw. zur Verschärfung des Problems bei. In unserer auf raschen Erfolg programmierten Gesellschaft werden Krankheiten und Befindlichkeitsstörungen nicht genügend zugelassen. Eine fieberhafte Erkältung wird häufig sofort mit fiebersenkenden Mitteln oder gar Antibiotika behandelt, damit man rasch wieder „fit“ ist – man läßt sich nicht die Zeit, eine solche Krankheit auch einmal zu ertragen und auszukurieren. Ein Bluthochdruck wird sofort mit Beta-Blockern oder anderen blutdrucksenkenden Mitteln behandelt – die Wirkung von Ernährungsumstellungen, Ausdauersport, Kneippscher Hydrotherapie oder Entspannungsübungen abzuwarten, würde einige Wochen bis Monate dauern und verlangt einen großen Einsatz des Patienten. Die Liste ließe sich beliebig fortsetzen. Ähnlich ist es auch bei der Verstopfung. Der bequeme und ungeduldige Patient wird sich immer für einen einfachen und rasch wirksamen Weg entscheiden – unabhängig von den möglichen Nebenwirkungen oder Spätfolgen.

Indem Sie sich dieses Buch besorgt haben und bereit sind, die Mühe des Lesens aufzubringen, haben Sie bereits bewiesen, daß Sie einen anderen Weg einzuschlagen bereit sind. Eine schwere, chronische Verstopfung zu behandeln – ich erwähnte es bereits – ist nicht immer leicht. Der Weg zur Heilung kann dabei lang und steinig sein. Bei der Verstopfung handelt es sich oft um ein sehr komplexes Geschehen, bei dem viele Faktoren gleichzeitig bedacht und entsprechend behandelt sein wollen. Der umfangreiche Therapieteil in diesem Buch zeigt an, wie viele Behandlungsmöglichkeiten es gibt. Sie sollen durch die Erwähnung all dieser Möglichkeiten nicht verwirrt werden, sie sollen Ihnen aber auch nicht vorenthalten werden. Schließlich werden Ihnen auch einfache Richtlinien an die Hand gegeben, mit welchen Verfahren und Mitteln Sie die Behandlung beginnen können und welche weiteren Möglichkeiten bei (noch) nicht ausreichendem Erfolg zusätzlich bestehen. Lassen Sie uns also ohne Vorbehalte und ohne falsche Scham gemeinsam das Problem Verstopfung angehen.

Ich möchte an dieser Stelle all meinen Patienten danken, die durch ihre Fragen zum Thema Verstopfung mein Interesse an dieser Problematik geweckt haben. Mein besonderer Dank gilt dem Karl F. Haug Verlag und seinen Mitarbeitern, die sich nicht gescheut haben, ein etwas heikles Thema zu bearbeiten. Hervorheben möchte ich dabei Herrn Lenzen, Frau Flaegel und Herrn Dr. Golenhofen sowie Frau Schäffner für die sorgfältige Durchsicht des Manuskriptes und Herrn Seidel für die Ausführung der Grafiken.

Ich hoffe, daß Sie dieses Buch mit Gewinn lesen werden und neben vielen Informationen auch die Ratschläge erhalten, die Ihr Verdauungsproblem lösen werden.

Viel Erfolg dabei!

Kassel, im Frühjahr 1997 Dr. med. Volker Schmiedel

Einleitung

Es beginnt mit einem dramatischen Notfall...

Frau Jutta S., eine 32jährige, schlanke, attraktive Chefsekretärin, wurde vormittags mit dem Notarztwagen in das Universitätsklinikum einer deutschen Großstadt eingeliefert. Dort wurde sie mit der Diagnose „Kammerflimmern" sofort auf die Intensivstation gebracht. Beim Flimmern der Herzkammern finden keine regelrechten Zusammenziehungen des Herzens mehr statt, so daß kein Blut mehr in den Kreislauf gepumpt wird. Unbehandelt führt diese Störung innerhalb weniger Minuten zum Hirntod, da dieses nicht mehr ausreichend mit Blut und damit mit Sauerstoff versorgt wird.

Die häufigste Ursache für ein solches Kammerflimmern ist ein Herzinfarkt. Dieser wurde bei Frau S. zunächst auch angenommen. Zwar ist der Herzinfarkt bei jungen Frauen auch heute noch recht selten (allerdings mit steigender Tendenz), unter der Kombination Rauchen plus „Pille" plus Streß wäre er jedoch im vorliegenden Fall durchaus denkbar. Sowohl das EKG (Elektrokardiogramm, Herzstromkurve) als auch laborchemische Untersuchungen (Bestimmung von sogenannten Herzenzymen) ergaben jedoch keinen Hinweis auf einen Herzinfarkt. Warum eine bisher gesunde, junge Frau ohne Herzinfarkt ins Kammerflimmern kommt, war für die behandelnden Ärzte zunächst ein Rätsel, welches aber bald gelöst werden konnte.

Sehen wir uns die Vorgeschichte an. Wer ist Frau Jutta S. und wie kam sie in eine solche lebensgefährliche Situation? Als Chefsekretärin eines mittelständischen Unternehmens ist sie gewissermaßen die rechte Hand des Seniorchefs. Sie trägt mehr Verantwortung als es sonst für eine Sekretärin üblich ist. Sie hat sehr unregelmäßige Arbeitszeiten, es wird von ihr auch erwartet, an Arbeitsessen teilzunehmen, die manchmal bis spät in die Nacht gehen. Auf den zahlreichen Dienstreisen, die sie teilweise auch ins außereuropäische Ausland führen, begleitet sie stets ihren Chef. Sie fühlt sich eigentlich nicht sehr „gestreßt", auch wenn einmal mehr zu tun ist, da die Arbeit ihr große Freude bereitet. Sie raucht mehr als 20 Zigaretten täglich, trinkt 5-10 Tassen starken Kaffee, jedoch nur so wenig Alkohol, wie sie bei Geschäftsessen und Empfängen vertreten kann, ohne unhöflich zu wirken. Für die Ausübung eines Sports hat sie keine Zeit, was sie sehr bedauert, da sie glaubt, mit regelmäßiger körperlicher Betätigung ihr Gewicht leichter halten zu können. Das Gewicht stellt ein großes Problem für sie da, was man ihr bei einer Körpergröße von 1,75 m und einem Gewicht von 58 kg kaum glauben mag. Sie selbst und ihre Umgebung erwarten eine attraktive, schlanke Frau. Sie muß sich schon sehr kontrollieren, um dieses praktisch ideale Gewicht stabil halten zu können. Sie tut dies, indem sie von allem recht wenig ißt. Hat sie dennoch einmal ein oder zwei Pfund zugenommen, so legt sie einen „Fastentag" ein, an dem sie nur Kaffee und einige Vitaminpillen zu sich nimmt.

Nach einem anstrengenden, aber wirtschaftlich erfolgreichen Geschäftsessen am Vorabend war Frau S. – gegen ihre sonstige Gewohnheit – noch mit ihrem Chef an die Hotelbar gegangen, um den Abschluß eines lukrativen Auftrages mit einer Flasche Champagner zu feiern. Sie war gegen zwei Uhr schlafen gegangen. Am nächsten Morgen mußte sie bereits vor sieben Uhr aufstehen, da für den Morgen die Rückreise geplant war. Beim Frühstück trank sie wegen ihrer Müdigkeit noch mehr Kaffee als sonst üblich. Am Frühstückstisch wurde sie plötzlich ohne jegliche Vorwarnung bewußtlos und kippte vom Stuhl. Glücklicherweise befand sich unter den anderen Hotelgästen im Restaurant ein Arzt, der keine Herzaktionen mehr feststellen konnte und sofort mit einer Herzmassage und der künstlichen Beatmung begann. Der nach wenigen Minuten eintreffende Notarzt stellte ein Kammerflimmern fest, welches mit einem Defibrillator beendet werden konnte. Dabei wird durch einen Stromstoß das Flimmern wieder in den normalen Herzrhythmus überführt. Auf der anschließenden Fahrt mit

... eine meist tödliche Herzrhythmusstörung

dem Notarztwagen ins Krankenhaus kam es noch zweimal zum lebensgefährlichen Kammerflimmern, welches jedoch jedesmal mit einer Defibrillation erfolgreich behandelt werden konnte.

Nun werden Sie vielleicht fragen, was diese ausführliche Beschreibung eines medizinischen Notfalls mit dem eigentlichen Thema dieses Buches, nämlich der Verstopfung, zu tun hat. Sie werden jedoch gleich erkennen, daß zwischen Verstopfung und dem geschilderten Notfall ein sehr enger, indirekt sogar ein ursächlicher Zusammenhang besteht. Die Ärzte auf der Intensivstation fanden nämlich bei ihren Untersuchungen zwei auffällige Blutwerte. Das Kalium lag mit einem Wert von 2,8 mval/l weit unterhalb des Normbereiches und auch das Magnesium war mit 1,7 mmol/l leicht erniedrigt. Allein eine Erniedrigung dieser Elektrolyte (Blutsalze) kann schon zu den oben beschriebenen lebensbedrohlichen Herzrhythmusstörungen führen.

Kalium- und Magnesiummangel waren die Auslöser.

Bei der anschließenden ausführlichen Befragung der Patientin Jutta S., die bei laufenden Kalium-Magnesium-Infusionen nun wieder rhythmusstabil und bei Bewußtsein war, fand der Intensivarzt heraus, daß die einzige mögliche Ursache für diese Elektrolytentgleisung der regelmäßige Gebrauch von Laxanzien, also Abführmitteln, war. Die Patientin war sichtlich geschockt, als sie dies erfuhr, da sie ein rein pflanzliches Abführmittel verwendete, welches sie für völlig harmlos und unbedenklich gehalten hatte. Der Arzt mußte sie jedoch darüber aufklären, daß auch manche pflanzlichen Abführmittel zu erheblichen Kalium- und Magnesiumverlusten über den Darm führen können. Der vorabendliche Alkoholkonsum hatte zu einem weiteren Magnesiumverlust über die Nieren beigetragen und auch Kaffee fördert die Ausscheidung von Kalium und Magnesium über den Harn. So war schließlich eine Mangelsituation entstanden, die zu einer tödlichen Herzrhythmusstörung geführt hätte, wäre der Patientin nicht sofort die richtige Hilfe zuteil geworden.

Abführmittelmißbrauch war der Mit-Verursacher.

Die Nacht verbrachte Frau S. zur Überwachung an einem EKG-Monitor noch auf der Intensivstation. Am nächsten Morgen konnte sie bei stabilem Herzrhythmus und angestiegenen Elektrolytwerten auf eine Normalstation verlegt werden. Mit der Auflage, für eine gewisse Zeit Kalium und Magnesium als Medikament einzunehmen und die Werte beim Hausarzt überprüfen zu lassen, wurde sie nach wenigen Tagen aus dem Krankenhaus entlassen. Wie sie jedoch ihre Verstopfung – oder Obstipation, wie es im Krankenhaus hieß –, wegen der sie ja die Abführmittel genommen hatte, behandeln sollte, das hatten die vielbeschäftigten Ärzte der Uni-Klinik leider nicht verraten können …

Ein seltener, gravierender Fall.

Mit dieser Beschreibung, was eine vermeintlich harmlose Behandlung einer vermeintlich harmlosen Darmfunktionsstörung im Extremfall anzurichten vermag, soll Ihnen nun keineswegs unnötig Angst eingejagt werden. Um eine solch extreme Kalium- bzw. Magnesiumverarmung herbeizuführen, ist schon ein recht lang bestehender Gebrauch oder eine sehr hoch dosierte Gabe von Abführmitteln erforderlich. Im beschriebenen Fall kamen ja noch zusätzliche Faktoren hinzu. Daher treten solch gravierende Fälle glücklicherweise nur recht selten auf, obwohl Abführmittel in der Bevölkerung häufig verwendet werden.

Im Kapitel „Wirkungsweise der Abführmittel“ (S. 52) werden einige weitere Nebenwirkungen aufgeführt. Das Kapitel „Folgen der Verstopfung“ (S. 47) beschreibt, welche Spätschäden aus einer lange bestehenden Verstopfung entstehen können. Diese Schäden sind den meisten Lesern sicherlich nicht bekannt, und auch Ärzte denken nicht immer an eine banale Verstopfung als Ursache oder zumindest als begünstigenden Faktor anderer Erkrankungen.

Die Behandlung einer Verstopfung durch Ärzte ist nicht immer als optimal zu bezeichnen. In der Regel werden „harmlose“ pflanzliche Laxanzien verschrieben. Wenn der Arzt auch deren Nebenwirkungen kennt, so rät er wenigstens: „Aber nehmen Sie das Mittel nicht zu lang, nur wenn es unbedingt sein muß!“ Er gibt aber nur sehr selten Hinweise, was der Patient tun kann, damit es eben nicht mehr sein muß, denn die Grunderkrankung wurde ja nicht beseitigt, es wurde nur symptomatisch behandelt. Die nicht selten gegebene Empfehlung „Ernähren Sie sich doch ballaststoffreich!“ hilft auch nicht sehr viel weiter, denn was ballaststoffreich ist, weiß der Patient dadurch noch lange nicht. Für eine ausführliche Beratung hat der Arzt in der Regel keine Zeit – wenn er eine solche Beratung überhaupt leisten könnte, was eher unwahrscheinlich ist, da Ernährung im mindestens sechsjährigen Medizinstudium so gut wie gar nicht gelehrt wird (der Autor kann auf eine einzige Doppelstunde über Ernährung während seines ganzen Studiums zurückblicken).

Die ärztliche Beratung zur Verstopfung ist oft unzureichend.

Dieses Buch will Sie, liebe Leser, ausführlich, umfassend und leicht verständlich über alles informieren, was zum Thema „Verstopfung“ wichtig ist. Bau und Funktion des Verdauungssystems werden dabei ebenso erläutert wie die einzelnen pflanzlichen und nicht-pflanzlichen Abführmittel und deren Wirkungsweise und Nebenwirkungen. Daß es nicht nur auf das richtige Abführmittel und eine ballaststoffreiche Ernährung ankommt, sondern daß Faktoren wie Bewegung oder Streß im Einzelfall sogar die entscheidende Bedeutung beizumessen ist, wird ausführlich dargestellt. Eine Vielzahl von Naturheilverfahren vermag die Verdauung günstig zu beeinflussen. Es wird erklärt, welche dies sind, wie sie anzuwenden sind und unter welchen Bedingungen sie einzusetzen sind. Ein Anhang mit Rezeptbeispielen, einem kleinen Lexikon zur Thematik sowie eine kleine Lebensmitteltabelle komplettieren das Buch.

Vielfältige, umfassende Informationen

Grundlagen

Bau und Funktion des Verdauungssystems

Was ist der Stoffwechsel?

Stoffwechsel („Stoff-Wechsel") bedeutet, Substanzen aufzunehmen, sie in für den Organismus nützliche Substanzen umzuwandeln und nicht mehr nützliche Endprodukte auszuscheiden. Ziel des Stoffwechsels ist es, Energie für das Funktionieren des Organismus und Material für seinen Aufbau bzw. Erhalt zu gewinnen. Die Basis des Stoffwechsels ist das Verdauungssystem. Es wurde errechnet, daß ein Mensch im Laufe seines Lebens durchschnittlich 56 t Wasser, 14 t Kohlenhydrate und je 2,5 t Fette und Eiweiß über den Darm aufnimmt und verstoffwechselt – dies entspricht etwa der tausendfachen Körpermasse!

Der Verdauungstrakt verrichtet eine riesige Arbeit.

Der Darm ist die Wurzel der Pflanze Mensch

Was ein gesunder Boden für eine Pflanze darstellt, ist der Nahrungsbrei für den Menschen. In ihm steckt der Darm mit seinen Zotten wie die Wurzel einer Pflanze. Aus ihm holt der Mensch alle Nährstoffe, die er benötigt. Jeder Gärtner weiß, daß eine Pflanze nur dann gut gedeiht, wenn der Boden eine gute Qualität hat. Steht eine Pflanze auf einem schlechten Boden, so wächst sie nicht richtig, die Blätter verfärben sich, die Pflanze verwelkt schließlich. Leider achten die Menschen nur selten so auf ihren eigenen „Nährboden" wie sie dies bei ihren Pflanzen selbstverständlich tun.

Der Darm sollte wie ein Garten gepflegt werden.

Der Aufbau des Verdauungssystems

Vereinfacht stellt das Verdauungssystem vom Beginn am Mund bis zum Ende am After ein Rohr dar. Dieses Rohr hat sich im Verlauf der Embryonalentwicklung in den wachsenden

Organismus gleichsam hineingestülpt. Alles, was sich in diesem Darmrohr befindet, ist eigentlich „Außenwelt" für den Menschen. Der Darm stellt eine riesige Grenzfläche zwischen Außenwelt und Innenwelt dar. Dies erklärt auch, warum die meisten Lymphozyten (weiße Blutkörperchen, die der körpereigenen Abwehr dienen) sich im Bereich des Darmes befinden. Mit der Nahrung gelangen ja nicht nur Nährstoffe, sondern auch Bakterien, Viren oder Pilze in den Verdauungstrakt und müssen rechtzeitig unschädlich gemacht werden, damit sie nicht in den Körper eindringen und dort Schaden anrichten können.

Gut gekaut ist halb verdaut

Die Verdauung spielt sich gewissermaßen außerhalb des Körpers im Darmrohr ab. Die Nahrung wird mit dem **Mund** aufgenommen, mechanisch zerkleinert und eingespeichelt. Der Speichel enthält Enzyme, die Stärke spalten. Die Verdauung beginnt also bereits im Mund! Dies unterstreicht die Bedeutung eines guten und langsamen Kauens und sorgfältigen Einspeichelns der Nahrung. Daß Nahrungsaufnahme nicht nur der Nährstoffbeschaffung dient, sondern über die Vermittlung der Geschmacksnerven im Mund auch ein sinnliches Vergnügen bedeutet, ist eigentlich selbstverständlich, wird aber nicht immer genügend beachtet.

Mit dem Schluckakt wird die Nahrung über die **Speiseröhre** in den Magen transportiert. Dabei ist die Speiseröhre keineswegs nur ein Schlauch, durch den die Nahrung der Schwerkraft folgend in den Magen rutscht. Die Speiseröhre (Oesophagus) stellt vielmehr einen Muskelschlauch dar, der das Geschluckte aktiv mittels der **Peristaltik** transportiert. Unter Peristaltik verstehen wir Darmbewegungen, die durch die Muskelfasern der Darmwand ausgelöst werden. Wenn sich die Ringmuskulatur der Darmwand zusammenzieht, und diese Zusammenziehung (Kontraktion) sich wellenförmig über das Darmrohr ausbreitet, so wird der Nahrungsbrei vorwärtsbewegt (s. Abb. 1a). Während es in der Speiseröhre nur auf die Vorwärtsbewegung ankommt, findet in anderen Darmab-

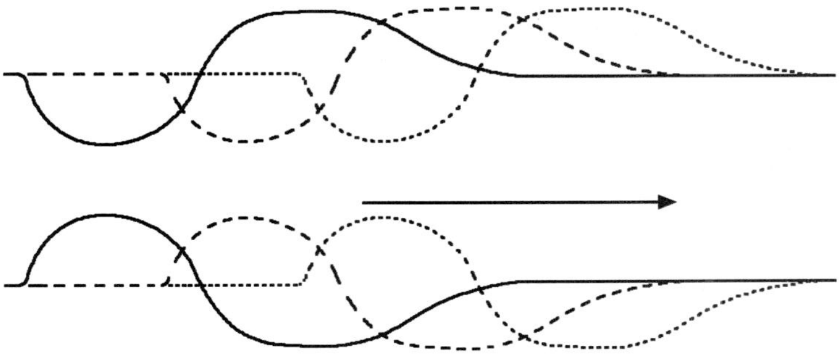

Abb. 1 a: Peristaltische Kontraktionen der Darmmuskulatur bewegen den Nahrungsbrei fort.

schnitten teilweise auch eine Vor- und Rückwärtsbewegung statt, die der besseren Durchmischung des Nahrungsbreies dient (s. Abb. 1b). Dadurch kommt der gesamte Brei mit der Darmschleimhaut in Kontakt, was einer verbesserten Resorption (Aufnahme) der Nährstoffe und der Flüssigkeit zugute kommt.

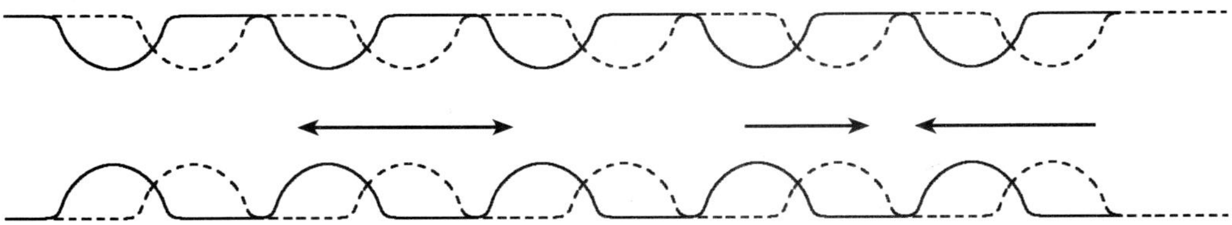

Abb. 1 b: Rhythmische Kontraktionen der Darmmuskulatur durchmischen den Nahrungsbrei.

Gliederung des Verdauungstraktes (s. Abb. 2)

Abschnitt	Lokalisation	Länge	Dauer des Aufenthalts	Funktion
Mund	Kopf	10 cm	Sekunden bis 1 Minute	Nahrungsaufnahme, Schmecken, Kauen, Schlucken
Speiseröhre	Hals, Brusthöhle	25 cm	Sekunden	aktiver Weitertransport
Magen	Bauchhöhle	unterschiedlich	2-4 Stunden	Sammlung, Abwehr, portionierte Weiterleitung
Dünndarm	Bauchhöhle	ca. 3 m	4- 10 Stunden	Sekretion von Verdauungssäften, Aufnahme von Nährstoffen
Dickdarm	Bauchhöhle, Becken	1,5-2 m	mehr als 12 Stunden	Aufnahme der Nährstoffe, Rückaufnahme der Verdauungssäfte, Eindickung, Ausscheidung

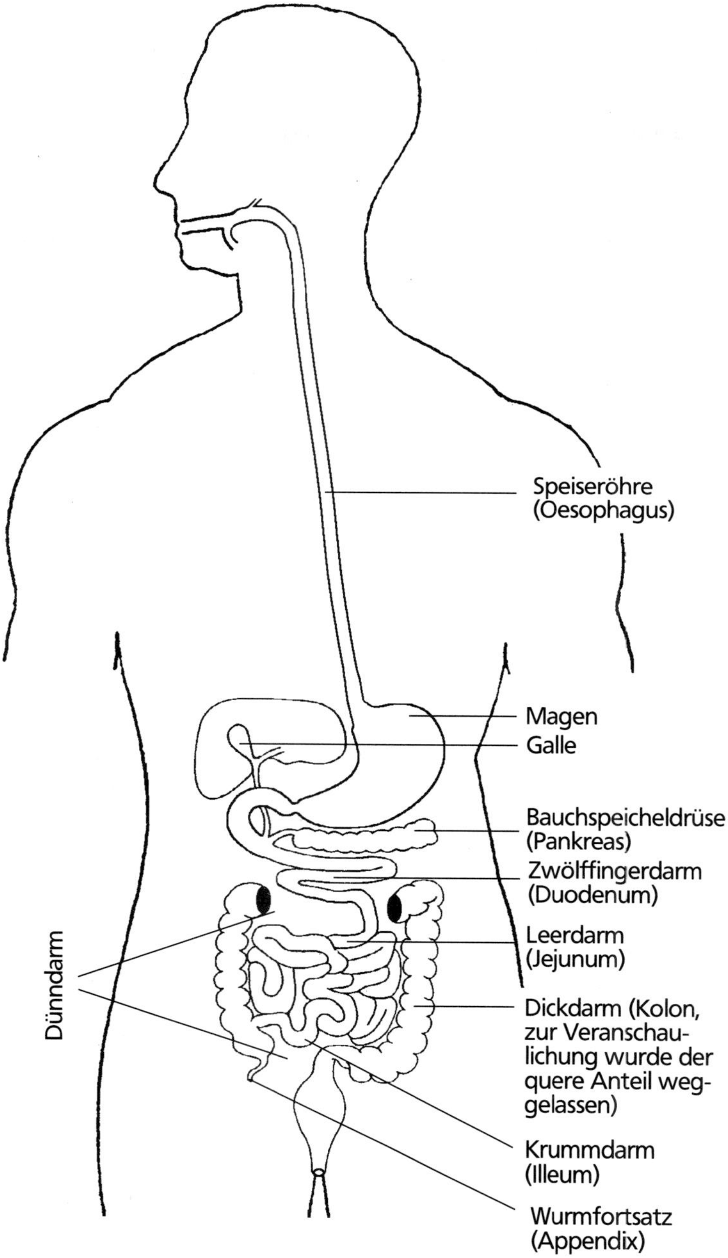

Abb. 2: Gliederung des Verdauungstraktes.

An die Speiseröhre schließt sich der **Magen** an, der unterhalb des Zwerchfells im mittleren bis linken oberen Teil der Bauchhöhle liegt. Er ist Nahrungsspeicher, der die Nahrung sammelt und in Portionen an den Dünndarm weiterleitet. Er führt der Nahrung Salzsäure bzw. Enzyme zu, die der Abwehr von Krankheitskeimen dienen bzw. die Aufspaltung und Aufnahme der Nährstoffe einleitet. Der Magen ist ein sehr dehnbarer Muskelschlauch.

Der **Dünndarm** besteht aus drei Teilen, nämlich dem Zwölffingerdarm (Duodenum), dem Leerdarm (Jejunum) und dem Krummdarm (Ileum). Im Dünndarm findet die Aufnahme des größten Teils der Nährstoffe statt. Dies wird durch eine Resorptionsfläche von ca. 4500 m² ermöglicht, was in etwa der Fläche eines Fußballplatzes (!) entspricht. Diese große Fläche wird durch eine Auffaltung der Schleimhaut, auf der sich fingerförmige Darmzotten, auf denen sich wiederum noch kleinere Mikrozotten befinden, erreicht (s. Abb. 3a-c). In den Zwölffingerdarm münden die Ausführungsgänge der Galle und der Bauchspeicheldrüse (Pankreas). Die Gallenflüssigkeit dient der Fettverdauung durch Bildung einer Emulsion (kleine Fetttröpfchen mit großer Oberfläche wie bei der Milch), die Verdauungssäfte der Bauchspeicheldrüse spalten Fette, Eiweiße und Kohlenhydrate.

Der Darm hat eine riesige Resorptionsfläche.

Der **Dickdarm** (Kolon) beginnt im rechten Unterbauch mit dem Blinddarm, an welchem sich der Wurmfortsatz befindet (Appendix; bei einer Blinddarmoperation wird nicht der Blinddarm, sondern der Wurmfortsatz entfernt). Der Dickdarm steigt zum rechten Oberbauch bis zur Leber auf, knickt dann rechtswinklig in einen queren Teil ab, der dann vom linken Oberbauch zum linken Unterbauch herabsteigt. Er mündet im Becken in das Rektum ein, der den Darm beendet. Insgesamt rahmt der Dickdarm die Dünndarmschlingen wie ein Bilderrahmen ein (s. Abb. 4). Der Dickdarm entzieht dem Nahrungsbrei Wasser und Salze (Mineralstoffe), während Fette, Eiweiße, Kohlenhydrate und Vitamine praktisch vollstän-

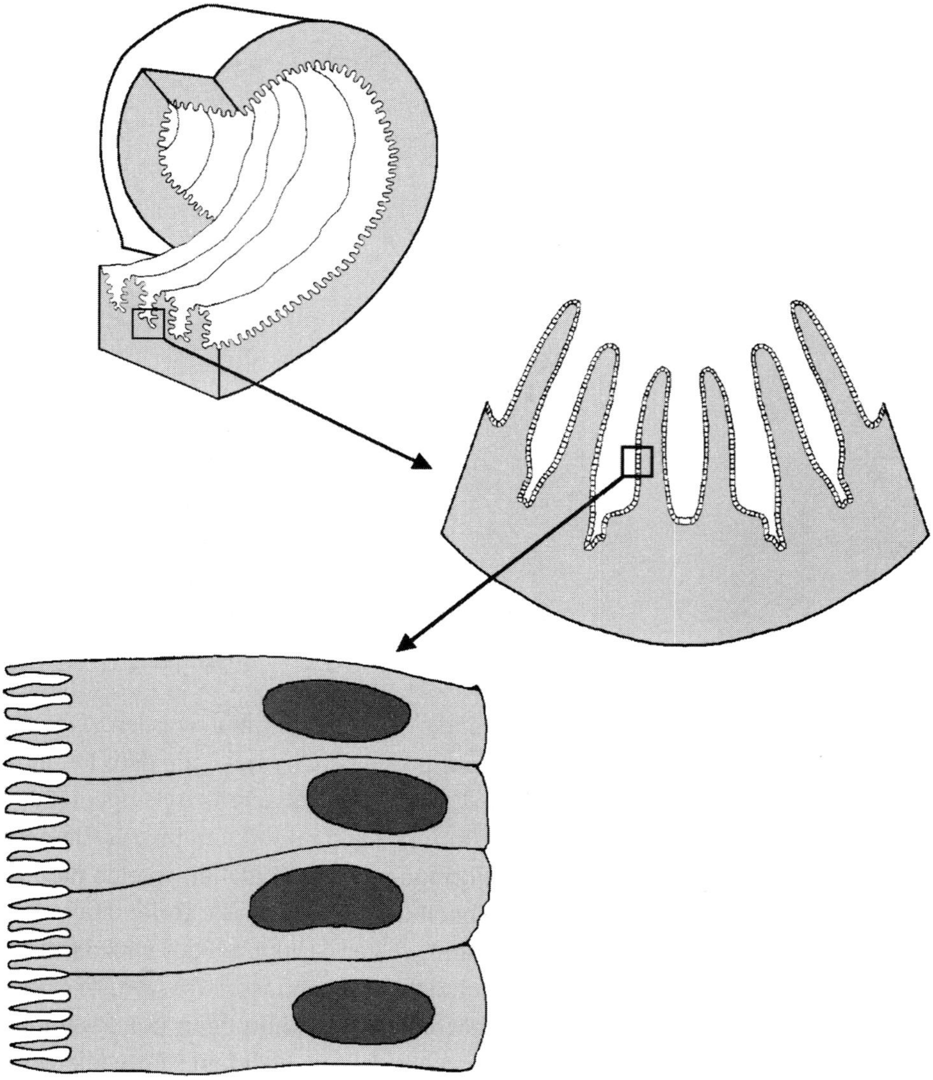

Abb. 3 a: Querschnitt durch das Darmrohr. Darmschleimhaut mit Kerckringschen Falten.
Abb. 3 b: Kerckringsche Falte mit Darmzotten.
Abb. 3 c: Darmschleimhautzellen mit sogenannten Mikrovilli (Mikrozotten).

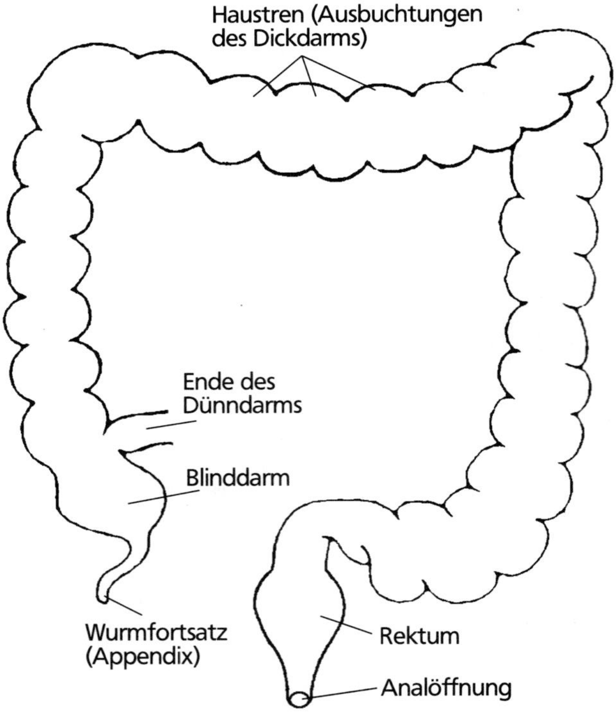

Abb. 4: Aufbau des Dickdarms (Kolon).

dig schon im Dünndarm aufgenommen wurden. Der halbflüssige, breiige Nahrungsbrei (Chymus) aus dem Dünndarm wird im Dickdarm durch diesen Wasserentzug eingedickt, zum Kotballen (Faeces) geformt und im Rektum bis zur Entleerung gelagert. Bei der Formung dieser Kotballen spielen die Haustren (Dickdarmausbuchtungen) eine große Rolle. Diese Haustren sind übrigens keine festen Strukturen des Dickdarms, wie es Zeichnungen vielleicht glauben lassen (s. Abb. 4), sondern werden durch momentane Einschnürungen der Ringmuskulatur des Dickdarms gebildet, die sich langsam wellenförmig in Richtung auf den „Ausgang" zubewegen und so den Stuhl transportieren. Ist die Darmpassage im Dickdarm sehr langsam (*z.B. durch Ballaststoffarmut oder träge Darmmuskulatur*) oder fehlt dem Körper Flüssigkeit (*z.B. durch starkes Schwitzen oder ungenügendes Trinken*), so kann dem

Kot vermehrt Flüssigkeit entzogen werden. Dadurch kann der Stuhl sehr trocken und hart werden, was der Verschlimmerung einer Verstopfung Vorschub leistet.

Wodurch werden die Darmbewegungen gesteuert?

Komplexe Steuerung des Verdauungsvorgangs.

Die Darmbewegungen werden von Hormonen und Enzymen innerhalb des Verdauungskanals, aber auch über die Blutbahn gesteuert. In einem komplizierten Wechselspiel können sich die verschiedenen Darmabschnitte gegenseitig beeinflussen. So wird beispielsweise im Dünndarm der Säurewert des Nahrungsbreies gemessen. Wird ein bestimmter Säurewert unterschritten, weil gerade viel saurer Mageninhalt in den Dünndarm entleert wurde, so wird über bestimmte Hormone an den Magen zurückgemeldet, keinen weiteren sauren Magenbrei in den Dünndarm zu schicken, da die Verdauungsenzyme im Dünndarm optimal nur im alkalischen, also im nicht-sauren Bereich arbeiten. Auf alle weiteren hormonellen und enzymatischen Informationswege soll hier nicht weiter eingegangen werden. Es sind auch noch längst nicht alle diesbezüglichen Verdauungsvorgänge bis ins letzte Detail verstanden worden.

Eine weitere wichtige Funktion spielt der sogenannte Plexus myentericus. Dabei handelt es sich um Nervenzellen innerhalb der Darmwand, die die Tätigkeit der Darmmuskulatur steuert. Besonders hervorzuheben ist, daß gerade diese Nervenzellen durch chronischen Gebrauch von darmirritierenden Abführmitteln (siehe Kap. Wirkungsweise von Abführmitteln, S. 52) zerstört werden können!

Auch das vegetative, also das willentlich nicht beeinflußbare Nervensystem reguliert die Darmtätigkeit. Dabei hat der Parasympathikus eher einen fördernden, der Sympathikus eher einen hemmenden Einfluß. Der Parasympathikus ist der „passivierende“ Anteil des unwillkürlichen Nervensystems. Er überwiegt in Entspannungsphasen, nach einem guten Essen, wenn wir uns danach auch Ruhe gönnen, und nachts. Der Sympathikus ist der „aktivierende“ Anteil des unwillkürlichen

Nervensystems. Er überwiegt in Anspannungsphasen, wenn körperliche und geistige Höchstleistungen gefordert werden, und in Streßsituationen jeder Art. Dies läßt uns verstehen, warum Entspannung die Verdauung eher fördert und Streß sie eher hemmt.

Alle diese enzymatischen, hormonellen und nervalen Abläufe sind willentlich nicht direkt steuerbar. Wir können lediglich indirekt die Voraussetzungen für ein regelrechtes Funktionieren schaffen, indem wir beispielsweise beim Essen, Verdauen und beim Stuhlgang für eine ruhige Atmosphäre sorgen.

Willentlich und direkt können wir nur das Kauen, Einspeicheln und Schlucken der Nahrung sowie den Zeitpunkt der Stuhlentleerung (jedenfalls in gewissem Maße) beeinflussen.

Wie funktioniert die Stuhlentleerung?

Mehrmals am Tag kommt es zu großen peristaltischen Dickdarmbewegungen, die den Stuhl in den Enddarm schieben. Diese großen Bewegungen finden oft direkt nach einer Flüssigkeits- oder Nahrungsaufnahme statt. Die peristaltischen Bewegungen der Speiseröhre scheinen sich über das gesamte Darmrohr bis in den Enddarm fortzupflanzen. Diese Bewegungsform nach Nahrungsaufnahme wird auch als gastrocolischer (Magen-Dickdarm) Reflex bezeichnet. Er ist dafür verantwortlich, wenn wir nach einem reichhaltigen Frühstück oder auch nur nach einem morgendlichen, großen Glas mit lauwarmem Wasser einen Stuhldrang verspüren.

Willkürliche und unwillkürliche Steuerung der Entleerung – beides muß stimmen.

Wenn das Rektum durch peristaltische Bewegungen des Dickdarms mit Stuhl gefüllt wird, so werden Dehnungsrezeptoren in der Wand des Rektums gereizt. Diese melden an das Rückenmark und das Gehirn, daß das Rektum gefüllt ist und entleert werden sollte. Daraufhin entspannt sich der innere Schließmuskel am After unwillkürlich, während der äußere Schließmuskel ebenso wie die Bauchmuskulatur (Bauchpresse) der willentlichen Kontrolle unterliegt. Wird der äußere Schließmuskel von uns entspannt und die Bauchmuskulatur angespannt, was einen erhöhten Druck im gesamten Bauchraum bewirkt, so wird der Stuhl entleert (Defäkation). Dieser auch als Defäkationsreflex bezeichnete Vorgang kann, wie wir alle aus eigener Erfahrung wissen, auch bewußt unterdrückt werden. Geschieht dies allerdings zu oft, so wird die Reizschwelle für die Auslösung dieses natürlichen und notwendigen Reflexes erhöht, d.h. es ist eine stärkere Füllung des Rektums erforderlich, um den gleichen Stuhldrang zu erzeugen. Auf dieser Grundlage kann sich leicht eine Verstopfung entwickeln (siehe Kap. Ursachen der Verstopfung, sie S. 36, und Kap. Ordnungstherapie, S. 118).

Der Stuhldrang sollte nicht zu oft unterdrückt werden.

Wie wir sehen, ist der Verdauungstrakt ein Organsystem mit einem komplexen Zusammenspiel der unterschiedlichen Anteile. Dickdarm und Speiseröhre oder Galle und Bauchspeicheldrüse dürfen keineswegs isoliert betrachtet werden, wozu die konventionelle Medizin gern neigt, sondern sie müssen als funktionelle Einheit betrachtet werden. Eine Störung an einer Stelle des Systems kann sich rasch auch auf entfernte Teile auswirken. Die Konsequenz einer solchen ganzheitlichen Sichtweise besteht darin, Störungen auch ganzheitlich zu behandeln. Es reicht eben nicht aus, die Ursache der Verstopfung im Dickdarm zu sehen und entsprechend mit dickdarmirritierenden Abführmitteln zu behandeln (siehe Kap. Wirkungsweise von Abführmitteln, S. 52), da mit einer solchen symptomatischen (nur am Symptom orientierten) Behandlung zwar kurzfristig Erfolge erzielt werden können, langfristig tritt aber nicht nur keine Heilung, sondern sogar eine Verschlimmerung des Leidens ein. Nur wenn alle möglichen Ursachen bedacht und entsprechend kausal (ursächlich) behandelt werden, wobei das gesamte Verdauungssystem, ja sogar der gesamte Organismus berücksichtigt werden muß (Streß!), können langfristige Erfolge erzielt werden, die dann auch das Prädikat „Heilung“ verdienen (siehe Kap. Ursachen der Verstopfung, S. 36 und Naturheilkundliche Behandlung, S. 61).

Ganzheitliche Behandlung setzt nicht nur an einer Ursache an.

Was ist ein normaler Stuhlgang?

In der medizinischen Literatur wird angegeben, daß ein Stuhlgang zwischen einmal alle drei Tage und dreimal am Tag normal sei. Als Verstopfung wird ein Zustand von weniger als 3 Stuhlentleerungen pro Woche angesehen – allerdings sollten die Stuhlentleerungen dabei spontan, d.h. ohne Einnahme von Abführmitteln erfolgen. Viele Menschen leiden jedoch subjektiv unter einer Verstopfung, wenn sie zwar jeden zweiten bis dritten Tag, aber teilweise unter erheblichen Mühen oder sogar erst nach Einnahme von Abführmitteln vom Stuhle befreit werden. Es gibt sogar Menschen, die zwar täglich regelmäßig Stuhlgang haben, deren Stuhl aber so hart ist, daß sie sich dessen nur durch starkes Pressen entledigen können. Die Stuhlfestigkeit wird dabei weitgehend vom Wassergehalt bestimmt.

Stuhl besteht überwiegend aus Wasser.

Normaler Stuhl hat einen Wassergehalt von 70-80%, darüber wird der Stuhl breiig, über 90% flüssig. Harter Stuhl weist einen Wassergehalt von nur 60% auf. Die festen Anteile setzen sich aus 10-30% Bakterien, ca. 10% unlöslicher anorganischer Bestandteile (*z.B. Kalzium- oder Eisenverbindungen*) und einer geringen Menge abgeschilferter Darmschleimhautzellen und Schleim zusammen. Die Stuhlmenge sollte bei ausgewogener Kost 100-200 g täglich betragen. In der Regel werden von Mitgliedern zivilisierter Gesellschaften jedoch weniger als 100 g täglich abgesetzt, während bei Naturvölkern mitunter 500 g Stuhlmenge erreicht werden. Wie sollte also ein normaler Stuhl beschaffen sein?

Der normale Stuhl

- erscheint jeden (bis jeden zweiten) Tag,
- wenn möglich zur selben Tageszeit (z.B. direkt nach dem Aufstehen oder Frühstücken),
- spontan, d.h. ohne daß mit starkem Pressen oder gar Abführmitteln nachgeholfen werden muß,
- ist geformt, aber nicht hart und bereitet daher keine Schmerzen bei der Entleerung,
- stinkt nicht stark oder sehr unangenehm, ist nicht mit reichlichem Abgang von Winden verbunden und
- klebt nicht am After oder beim Spülen an der Schüssel.

Ein solcher Stuhl ist wünschenswert und für jeden Menschen anzustreben. Die meisten Naturvölker, die noch eine naturgemäße Lebensweise mit sehr ballaststoffreicher Ernährung einhalten, erfüllen diese Kriterien meist problemlos. Ein starkes Pressen sollte wegen möglicher Folgeschäden (siehe Kap. Folgen der Verstopfung, S. 47) vermieden werden. Wenn der Stuhl stark und unangenehm riecht, viele Blähungen und Winde auftreten oder sehr schmierig/klebrig ist, so ist dies meist ein Hinweis auf Ernährungsfehler und/oder eine Dysbiose (Fehlbesiedelung des Darmes mit ungünstigen Keimen, siehe Kap. Mikrobiologische Therapie, S. 137).

Gibt es eine „Vergiftung" durch den eigenen Stuhl?

Autointoxikation – die umstrittene „Vergiftung durch den eigenen Stuhl"

Die hier angegebenen Kriterien für einen gesunden Stuhlgang sind **Idealvorstellungen**, die es anzustreben gilt. Sollte Ihr Stuhl diese Bedingungen überwiegend erfüllen, gelegentlich aber einmal ein Tag ohne Stuhlgang vergehen, so ist dies kein Grund zur Sorge. Viele Menschen mit Verstopfung glauben, daß dann bereits eine Vergiftung von ihrem eigenen Stuhl ausgeht. Zu dieser „**Vergiftung durch den eigenen Stuhl**" (Autointoxikation) sollen an dieser Stelle einige klärende Worte erfolgen. Von der sogenannten Schulmedizin wird dieses Problem bisher fast nicht wahrgenommen und daher schlichtweg geleugnet. Wenn Sie daher Ihre Sorge darüber einem Arzt schildern, so werden Sie meistens nicht mehr als ein mitleidiges Lächeln ernten. Aus ernährungswissenschaftlichen Untersuchungen weiß man inzwischen aber sehr wohl, daß im Stuhl tatsächlich Gärungs- und Fäulnisprozesse ablaufen. Die dabei entstehenden Stoffe werden ebenso wie Nährstoffe über die Darmschleimhaut aufgenommen und führen – wenn auch nicht zu akut gefährlichen Vergiftungserscheinungen – immerhin zu Belastungen des Organismus (Näheres hierzu siehe Kap. Mikrobiologische Therapie, S.137). Diese Stoffe gelangen nämlich über die Pfortader in die Leber, wo sie meist rasch zu harmloseren Substanzen abgebaut werden. Die Leber, die heutzutage bereits mit allen möglichen anderen Stoffen konfrontiert wird, sollte möglichst nicht noch mit vermeidbaren Schadstoffen aus der eigenen Verdauung belastet werden. Sie sehen also: Eine Vergiftung (weniger dramatisch und auch richtiger wäre die Bezeichnung „Schadstoffbelastung“) aus dem eigenen Stuhl kann tatsächlich gegeben sein, Sie sollten jedoch nicht in Panik verfallen.

Abführmittel sind meist bedenklicher als die „Autointoxikation“.

Viele Verstopfte greifen aus dieser Sorge vor einer Vergiftung zu Abführmitteln und treiben so den Teufel mit dem Beelzebub aus: Die Nebenwirkungen der meisten Abführmittel sind meist bedenklicher als die mögliche „Vergiftung“. Befolgen Sie geduldig die im Therapieteil gegebenen Empfehlungen und das Problem wird sich beheben lassen. Nebenbei: Auch bei der so gesunden Vollwertkost kann es zur Entwicklung zahlreicher ungünstiger Substanzen bei der Verdauung kommen, was sich als heftige Blähungen und mitunter sehr unangenehm riechende Winde äußern kann. Dieses Problem tritt oft bei einer plötzlichen Umstellung von üblicher zivilisatorischer Fehlernährung auf rohkost- und ballaststoffreiche Vollwertkost auf. Wie dieses Problem gelöst werden kann, erfahren Sie in den Kapiteln Ernährung, S. 71, und Mikrobiologische Therapie, S. 137.

Es kann durchaus vorkommen, daß jemand täglich etwas Stuhl absetzt, aber trotzdem eine Verstopfung vorliegt. Dies ist dann der Fall, wenn zwar täglich etwas Stuhl abgesetzt wird, dieser Stuhl aber mehr als zwei Tage gebraucht hat, um den gesamten Darmkanal zu durchlaufen. Diese Zeit wird auch als **Darmpassagezeit** bezeichnet. Nach schulmedizinischer Ansicht wird eine Darmpassagezeit bis zu 72 Stunden (also 3 Tage) noch als normal angesehen. Aus den oben genannten Gründen (Beginn von Gärung und/oder Fäulnis bei längerer Verweildauer des Stuhls im Darm) ist jedoch eine Zeit von 24 bis 36 Stunden anzustreben. „Normal" hat übrigens nicht unbedingt etwas mit „gesund" zu tun – normal ist schließlich auch, daß mehr als die Hälfte der Bevölkerung erhöhte Cholesterinwerte hat (ein „Gesunder" ist also praktisch „unnormal").

24–36 Stunden Darmpassagezeit sind wünschenswert.

Wie können Sie selbst Ihre Darmpassagezeit bestimmen?

Ermitteln Sie Ihre Darmpassagezeit!

Dies ist ganz einfach: Essen Sie einen „Marker", der sicher erkennbar im Stuhl erscheint. Als optimal hat sich in dieser Hinsicht die Rote Bete erwiesen, die zu einer deutlichen Rotfärbung des Stuhls führt. Wenn Sie keine Rote Bete mögen, so nehmen Sie ein anderes Lebensmittel (*z.B. Blaubeeren*), von dem Sie aus eigener Erfahrung wissen, daß Sie die Vollendung dessen Verdauung erkennen. Merken Sie sich also die Zeit, zu der Sie eine größere Mengen (mindestens 100 g) Rote Bete verzehrt haben, und berechnen Sie bei einem Erscheinen eines rotgefärbten Stuhls die Darmpassagezeit. Sie sollten dieses „Experiment" dreimal zu verschiedenen Tageszeiten wiederholen und aus den drei Messungen den Durchschnittswert bilden. Sie sollten sich während des Experiments wie üblich ernähren, d.h. keine besonders stuhlgangfördernden, aber auch keine stopfenden Nahrungsmittel zu sich nehmen (jedenfalls wenn Sie das sonst nicht auch tun), um Ihre individuelle, für Sie „normale" Darmpassagezeit herauszufinden. Auch sonstige Veränderungen der Lebensgewohnheiten (*z.B. während einer Urlaubsreise*) können das Ergebnis verfälschen.

Wann liegt eine behandlungsbedürftige Verstopfung vor?

Ein träger Stuhlgang sollte immer dann behandelt werden, wenn

- die Stuhlfrequenz, d.h. die Häufigkeit, bei spontanem Verlauf, also ohne „Hilfsmittel", bei einmal alle zwei Tage oder darunter liegt,
- die Darmpassagezeit deutlich über 36 Stunden beträgt,
- eine Erkrankung vorliegt, die einen weichen Stuhlgang voraussetzt, um eine Verschlechterung dieser Erkrankung oder andere Spätfolgen (siehe Kap. Folgen der Verstopfung), S. 47 zu vermeiden (*z.B. Hämorrhoiden, Bluthochdruck, koronare Herzkrankheit*),
- Sie sich durch zu seltenen, harten oder sonstwie subjektiv unangenehmen Stuhlgang gestört fühlen.

Wie Sie Ihren Stuhlgang normalisieren können, erfahren Sie ausführlich in den Kapiteln des Therapieteils.

Ursachen der Verstopfung

Vielfältige Ursachen, für eine Verstopfung

Verstopfung ist nicht gleich Verstopfung. Es gibt zahlreiche Erkrankungen und Medikamente, die zu einer Verstopfung führen können. Wenn auch die meisten Verstopfungen funktioneller Natur sind (s.u.), so sollte an die anderen Ursachen zumindest gedacht werden. Besteht der Verdacht, daß eine solche Ursache vorliegt, so sollte dieser Verdacht abgeklärt werden, und die Ursache – soweit möglich – beseitigt werden. Nicht selten liegt auch eine Kombination verschiedender Ursachen vor (*z.B. ballaststoffarme Ernährung + geringe Trinkmenge + Bewegungsmangel + Einnahme eines Medikamentes, welches eine Verstopfung fördert*). Bei einer solchen „kombinierten Verstopfung“ reicht es meist nicht aus, einen der Faktoren zu beseitigen, sondern Sie sollten möglichst alle Faktoren gleichzeitig beeinflussen. Zunächst sollen hier die meist sehr seltenen organischen Ursachen vorgestellt werden.

Organische Ursachen

- **Anomalien**: Dabei handelt es sich um seit der Geburt bestehende Fehlbildungen (*z.B. angeborene Dickdarmverlängerung, kongenitales Megakolon*). Der Stuhlgang ist dabei meist auch von Beginn an gestört (sehr selten).
- **Erkrankungen in der Umgebung des Darmes**: Bei vielen Erkrankungen des Bauchraumes – vor allem Entzündungen oder Koliken – kommt es reflektorisch, d.h. über Nervenfasern und eine Verschaltung nervaler Reize im Rückenmark, zu einer Beeinflussung der Darmtätigkeit. Der Darm kann dabei träger werden oder sogar völlig ruhig gestellt werden. Als Ursache kommen u.a. Erkrankungen des Urogenitaltraktes (*z.B. Nierenentzündung, Nierensteinkolik*), Leber-Galle-Bauchspeicheldrüse-Erkrankungen (*z. B. akute Bauchspeicheldrüsenentzündung, Gallensteinkolik*), Magenerkrankungen, Appendizitis (Blinddarmentzündung) oder eine Divertikulitis (siehe Kap. Folgen der Verstopfung, S. 47) in Frage. Wird die Ursache beseitigt (*z.B. durch erfolgreiche Steinbehandlung*), so normalisiert sich meist auch rasch die Darmtätigkeit.
- **Hormonstörungen**: Eine **Schilddrüsenunterfunktion** (Hypothyreose) kann eine Verstopfung herbeiführen oder eine durch andere Ursachen (*z.B. Fehlernährung*) bedingte Verstopfung verstärken. Gerade bei älteren Menschen besteht gar nicht so selten eine solche Unterfunktion, die oft lange nicht erkannt wird, da die Symptome der Unterfunktion für normale Alterserscheinungen gehalten werden können. Liegen neben der Verstopfung noch weitere Sympto-

Eine Schilddrüsenunterfunktion wird nicht selten übersehen.

me einer Hypothyreose vor (Kälteempfindlichkeit, trockenes Haar, trockene, kühle Haut, Antriebsmangel, Konzentrationsschwäche, langsames Herzschlagen, unerklärliche Gewichtszunahme, die Entwicklung der Symptomatik ist oft schleichend), so sollte diese Erkrankung durch einfache Blutuntersuchungen nachgewiesen und ggf. entsprechend behandelt werden.

Auch ein **Hyperparathyreoidismus** (Überfunktion der Epithelkörperchen, seltene Erkrankung) kann eine Verstopfung bedingen. Dabei kommt es durch die vermehrte Ausschüttung des Parathormons u.a. zu einer Hyperkalzämie (zuviel Kalzium im Blut). Auch diese Erkrankung läßt sich mittels Blutuntersuchungen nachweisen.

Verstopfung kann das erste Symptom eines Darmtumors sein – meist liegt aber eine andere Ursache zugrunde.

- **Dickdarmkrebs**: Ein wachsender Tumor im Dickdarm kann über eine mechanische Behinderung auch zu einer Verstopfung führen. Weitere Symptome eines solchen Tumors sind ein bleistiftdünner Stuhl und Blut im Stuhl. All diese Symptome sind keineswegs beweisend für einen Dickdarmkrebs (es gibt auch noch andere Ursachen dafür), treten sie aber auf, so sollten jedoch weitergehende Untersuchungen veranlaßt werden (das Fehlen dieser Symptome beweist andererseits aber auch nicht, daß kein Krebs vorliegt).
- **Hämorrhoiden**, **Analfissuren** (Afterschrunden) und andere Störungen im Afterbereich: Alle Erkrankungen, die den Stuhlgang schmerzhaft machen, können dadurch zu einer Vermeidungshaltung des Erkrankten führen. Wenn der Stuhlgang schmerzhaft ist, wird man – und sei es unbewußt – diese Schmerzen und damit auch den Stuhlgang eher vermeiden wollen. Der so Erkrankte gerät dabei in einen Teufelskreis aus Schmerz -> Einhalten -> Verhärtung des Stuhles -> noch mehr Schmerz beim Stuhlgang. Hier sollte unbedingt das Grundleiden angegangen werden, notfalls auch operativ, damit der Patient aus diesem Teufelskreis herausfindet.

- **Psychische Erkrankungen**, die mit einer verminderten Nahrungsaufnahme einhergehen, können zu einer Verstopfung führen. In erster Linie ist hier an die Anorexie (Magersucht) und die Bulimie (Kotzsucht) zu denken. Häufig betreiben die betroffenen Patientinnen (kaum Männer) zusätzlich einen Abführmittelmißbrauch, der das Problem der Verstopfung weiter verschärft.
- **Hypokaliämie** (erniedrigtes Kalium im Blut) oder **Hypomagnesiämie** (erniedrigtes Magnesium im Blut): Diese Elektrolytstörungen sind recht häufige Ursachen für eine Verstopfung. Die Muskeln des Darmes sind auf einen ausreichenden Gehalt an diesen beiden Blutsalzen angewiesen, um regelrecht funktionieren zu können. Es gibt zahlreiche Ursachen für einen Kalium- oder Magnesiummangel (siehe Kap. Mineralstoffe, S. 91).

Diagnostische Verfahren sollten gezielt eingesetzt werden.

Nicht bei jeder Verstopfung müssen alle diese organischen Ursachen abgeklärt werden. Insbesondere wenn eine Verstopfung plötzlich und unerklärlich auftritt (*z.B. keine Änderung der Ernährung oder Lebensweise*), sollte nach einer organischen Ursache gefahndet werden. Dem Arzt stehen dabei viele Untersuchungsmethoden zur Verfügung, die je nach Verdacht auf eine bestimmte Ursache eingesetzt werden sollten:

- Blutuntersuchungen (*z.B. Schilddrüsenwerte, Kalium, Magnesium, Kalzium*),
- rektale Untersuchung (Abtasten des Enddarmes mit dem Finger),
- Test auf okkultes Blut (im Stuhl verstecktes Blut),
- Rektoskopie, Koloskopie (End- bzw. Dickdarmspiegelung zum Ausschluß von Krebs oder Divertikeln, siehe Kap. Folgen der Verstopfung, S. 47),
- Kolonkontrasteinlauf (Röntgenuntersuchung des Darmes mit Kontrastmittel),
- Untersuchung benachbarter Organe (*beispielsweise auf eine Blinddarmentzündung oder einen im Harnleiter eingeklemmten Nierenstein*).

Ursachen funktioneller Verstopfung

Wenn nichts auf eine organische Ursache hindeutet oder eine solche mit geeigneten Untersuchungsmethoden sogar ausgeschlossen werden konnte, so liegt eine sogenannte habituelle oder funktionelle Verstopfung vor. Dabei ist das Organ „Darm“ in seiner Struktur nicht erkrankt, auch Störungen benachbarter (*z.B. Niere*) oder übergeordneter Organe (*z.B. Schilddrüse*) liegen nicht vor, der Darm funktioniert eben „nur“ nicht richtig.

Atonie = verminderte Muskelentspannung, Spastik = Muskelverkrampfung

Es wird dabei die sogenannte **atonische Obstipation** von der **spastischen Obstipation** unterschieden. Bei der atonischen Obstipation ist die Spannung (Tonus) der Darmmuskulatur zu gering, die Darmmuskulatur ist zu träge, zu schlaff. Sie kann daher den Stuhl nur verlangsamt und erschwert weitertransportieren, was verständlicherweise zur Verstopfung (Obstipation) führt. Die spastische Obstipation stellt das genaue Gegenteil dar: Es kommt zu Muskelkrämpfen (Spasmen), die den Weitertransport des Stuhls aber durchaus behindern statt fördern können. Bei einer Spastik kommt es zu einem längeren Verweilen des Stuhls in den Haustren (Dickdarmausbuchtungen). Dadurch findet ein vermehrter Wasserentzug sowie eine vermehrte Schleimproduktion statt. Der Stuhl ist nachfolgend häufig hart, trocken und mit Schleim überzogen. Bei Spastik im Bereich des Schließmuskels ist der Stuhl oft bandförmig oder bleistiftdick. Ein Wechsel zwischen Durchfall und Verstopfung kann auftreten, ebenso wechselnde, krampfartige Schmerzen, die durch Entleerung oft besser werden. Dieses Krankheitsbild wird auch als **Reizdarm** (andere Bezeichnungen: Irritables Kolon, Reizkolon, Colica mucosa) bezeichnet.

Bei einem solchen Reizdarm hat sich in den Phasen der Verstopfung besonders die Gabe von 1-3 EL Leinsamen (mit viel Flüssigkeit, in die Suppe oder zum Müsli) bewährt. Bei akuten Verkrampfungen wirken warme Getränke oder Gemüsebrühen entspannend, auch warme Bäder oder Auflagen (feucht-heiße

Kompresse) sind dann hilfreich. Es bestehen bei dieser Erkrankung häufig Zusammenhänge zwischen seelischen Störungen und den körperlichen Beschwerden (siehe Kap. Ordnungstherapie, S. 118). Der Patient mit einem Reizdarm sollte daher darauf achten, ob die Beschwerden in Zusammenhang mit inneren Konflikten oder seelischen Anspannungen stehen. Besteht ein solcher Zusammenhang zu Konflikten, so sollten diese nach Möglichkeit vermieden oder gelöst werden. Gegebenenfalls kann sogar eine Psychotherapie erforderlich werden. Alle Maßnahmen, die Entspannung ermöglichen, sind bei dieser Erkrankung sinnvoll (*z.B. Entspannungstherapien, Kneippsche Anwendungen, Sport, pflanzliche Beruhigungsmittel*).

Die weiteren Ursachen einer funktionellen Verstopfung sind:

Fehlernährung ist entscheidend – aber nicht immer.

- **Ernährung**: Die Fehlernährung in sogenannten zivilisierten Industriegesellschaften ist wohl die häufigste Ursache für die in diesen Gesellschaften sehr häufig zu beobachtenden Verstopfungen. Ballaststoffarme Nahrung und Flüssigkeitsmangel sind der Boden, auf dem die Obstipation gedeihen kann (siehe Kap. Ernährung, S. 71).
- **Bewegungsmangel**: Auch körperliche Bewegung hilft mit, den Transport des Nahrungsbreies und des Stuhls zu beschleunigen. Bewegungsmangel – im Extremfall eine längere Bettruhe – führt in der Regel zu einer Verstopfung (siehe Kap. Bewegungstherapie, S. 80).
- **Langjährige Unterdrückung des Stuhlreizes**: Nicht wenige Menschen unterdrücken gelegentlich oder häufig ihren natürlichen Stuhldrang, weil sie etwa gerade keine Zeit haben, sie sich schämen, in fremder Umgebung ihren Stuhldrang zu äußern oder Ekelgefühle beim Benutzen einer fremden Toilette haben. Wird dieser natürliche Stuhlreiz oftmals unterdrückt, so „verlernt“ der Organismus nach und nach, bei gefülltem Enddarm die entsprechenden

Signale weiterzuleiten (siehe Kap. Ordnungstherapie, S. 118).

- **Psycho-vegetative Ursachen**: Nicht wenige Verstopfte sind introvertiert (nach innen gekehrt), schüchtern oder sogar depressiv. Spielen diese Aspekte bei Ihnen eine Rolle, so müssen sie zunächst bewußt gemacht und dann entsprechend behandelt werden. Eine Depression läßt sich medikamentös oder durch andere Maßnahmen erfolgreich therapieren, übergroße Schüchternheit kann durch entsprechendes Verhaltenstraining in Maßen abgebaut werden (siehe Kap. Ordnungstherapie, S. 118).
- **Herabgesetzter Tonus im Alter**: Ein höheres Lebensalter geht häufig mit einer verminderten Muskelspannung des Darmes einher. Dies ist aber nicht zwangsläufig der Fall. So wie es im Alter auch gut trainierte Sportler gibt, die über eine weit bessere körperliche Leistungsfähigkeit als Gleichaltrige, ja sogar als Jüngere verfügen, gibt es auch ältere Menschen, deren Darm ebenfalls „gut trainiert" ist. Der ältere Mensch, der oftmals einen niedrigeren Kalorienbedarf und damit auch eine geringere Nahrungsaufnahme aufweist, muß um so mehr darauf achten, daß er mit der wenigen Nahrung, die er zu sich nimmt, eine hohe Dichte an Ballaststoffen erreicht (siehe Kap. Lebensmittel mit hohem Ballaststoffgehalt, S. 176). Darüber hinaus ist das Durstgefühl im Alter oft vermindert. Als älterer Mensch mit Verstopfung sollten Sie also besonders gut auf eine ausreichende Flüssigkeitszufuhr achten. Warten Sie also nicht, bis sich ein Durstgefühl einstellt, sondern setzen Sie sich von vornherein das Ziel, eine bestimmte Flüssigkeitsmenge am Tag zu trinken (*z.B. 2 Liter*) und stellen Sie diese Menge in Form von Mineralwasser oder Kräuter-/Früchtetee an auffälliger Stelle zum Trinken bereit.

Mind. 2 l Flüssigkeit trinken!

- **Vorübergehende Verstopfung**: Durch plötzliche, aber vorübergehende Änderungen der Lebensweise kann auch die Verdauung beeinträchtigt werden. Ursachen können

Reisen, Erkrankungen mit Bettruhe oder Appetitlosigkeit, Zustand nach reichlichem „unnatürlichem" Abführen (*z.B. Durchfall, Einlauf zur Diagnostik, Abführmittel*) oder eine Schwangerschaft sein. Hier hilft meist geduldiges Zuwarten, Ernährung mit ballaststoffreichen Lebensmitteln und ggf. zusätzliche Gabe von Ballaststoffen (siehe Kap. Pflanzliche Medikamente, S. 83).

- **Laxantienabusus**: Der Mißbrauch von Abführmitteln ist eine der häufigsten Ursachen für eine chronische Verstopfung, da der Anwender leicht in einen Teufelskreis aus Verstopfung ->Laxanzien -> Hypokaliämie/Hypomagnesiämie -> Verstopfung … gerät (siehe Kap. Wirkungsweise von Abführmitteln, S. 52).

Abführmittel – der erste Schritt zur chronischen Verstopfung

Medikamente

Da es zahlreiche Medikamente gibt, die eine Verstopfung erzeugen oder verstärken können, soll dieses Thema hier etwas ausführlicher behandelt werden. Die Verstopfung kann dabei durch einen Verlust an Mineralien (*z.B. Kalium- und Magnesiumverluste bei Entwässerungs- und Abführmitteln*), durch Beeinflussung der Aktivität der Darmmuskulatur (*z.B. bei Kalziumantagonisten*) oder durch andere Mechanismen erfolgen.

Wenn das Medikament als Mitverursacher der Verstopfung überhaupt erkannt wird (nicht immer denken Ärzte daran, bitte lesen Sie deshalb sorgfältig den Beipackzettel), ist die beste Lösung unter dem Aspekt der Verstopfung, dieses Medikament abzusetzen. Ist dies nicht ratsam, weil die mit dem Medikament zu behandelnde Erkrankung schwerer als die Verstopfung wiegt, so sollte nach Möglichkeit ein anderes Medikament mit ähnlicher Wirkung bei fehlender Nebenwirkung (jedenfalls in bezug auf Verstopfung) gewählt werden. Ist ein Wechsel auf ein anderes Präparat jedoch nicht sinnvoll, so sollten die Folgen der medikamentösen Behandlung soweit wie möglich gelindert werden.

An die mögliche verstopfende Wirkung von Medikamenten denken!

Beispiele:

Ein Bluthochdruckpatient erhält einen sogenannten Kalziumantagonisten zur Senkung des Blutdruckes. Er bekommt darunter jedoch eine unerträgliche Verstopfung, die gerade für den Bluthochdruckkranken sehr ungünstig ist, da es während des Preßvorganges zu erheblichen Blutdruckspitzen kommen kann. Der Arzt wechselt beispielsweise auf einen Kalziumantagonisten, der nicht verstopfend wirkt, oder einen Beta-Blocker, worunter rasch wieder die normale Verdauung einsetzt.

Ein Patient mit deutlich eingeschränkter Pumpleistung des Herzens muß auf Dauer ein Entwässerungsmittel nehmen, um nicht ins Herzversagen zu kommen. Durch die darunter eintretenden Verluste an Wasser, Kalium und Magnesium kommt es zu einer starken Verstopfung. Der Arzt reduziert die Dosis des Entwässerungsmittels soweit es eben vertretbar ist und verordnet zusätzlich ein kalium- und magnesiumhaltiges Präparat, worunter rasch wieder die normale Verdauung einsetzt.

Medikamente mit Verstopfung als möglicher Nebenwirkung

- **Alpha-Blocker** (zur Blutdruckbehandlung, selten), z.B. Cardular®, Diblocin®, Ebrantil®, Minipress®, Prazosin®, Wydora®
- **Aluminiumhaltige Verbindungen** (zur Säurebindung im Magen, häufig), z.B. Aludrox®, Gelusil®, Kompensan®, Maaloxan®, Magaldrat®, Riopan®, Solugastril®, Talcid®
- **Anticholinergika** (z.B. bei Magen-Darm-Krämpfen), z.B. Atropin, Buscopan®

- **Zentral wirksame Schmerzmittel** (häufig), z.B. alle morphium- oder codeinhaltigen Mittel, DHC Mundipharma®, Dilaudid®, Dolantin®, Fortral®, L-Polamindon®, MSI, MSR, MST Mundipharma®, Temgesic®, Tramal®, Valoron®
- **ACE-Hemmer** (zur Blutdrucksenkung oder Herzentlastung, selten), z.B. Acerbon®, Cibacen®, Delix®, Lopirin®, Pres®, Tensobon®, Vesdil®, Xanef®
- **Cholesterinsynthese-Hemmer** (selten), z.B. Cranoc®, Mevinacor®, Pravasin®
- **Fibrate** (zur Senkung der Blutfette, selten), z.B. Clofibrat®, Cedur®, Lipidil®
- **Clonidin** (zur Blutdrucksenkung, selten), z.B. Catapresan®
- **Codein** (als Hustenmittel, häufig), z.B. Codipront®, Optipect®, Tussipect®
- **Colestipol, Colestyramin** (zur Senkung der Blutfette, häufig), z.B. Cholestabyl®, Colestid®, Lipocol-Merz®, Quantalan®, Vasosan®
- **Disopyramid** (gegen Herzrhythmusstörungen, häufig), z.B. Norpace®, Rythmodul®
- **Diuretika** (Entwässerungsmittel), z.B. Lasix®
- **Doxepin** (gegen Depressionen, häufig), z.B. Aponal®, Sinquan®
- **Eisenhaltige Verbindungen** (zur Behandlung von Blutarmut, häufig)
- **H_2-Rezeptorenblocker** (zur Säurehemmung im Magen), z.B. Pepdul®, Sostril®, Zantic®

- **Isoniazid** (gegen Tuberkulose), z.B. Isozid®, tebesium®
- **Kalziumhaltige Verbindungen** (nur bei hoher Dosierung)
- **Kalziumantagonisten** (nur eine bestimmte Gruppe dieser Mittel), z.B. Cardioprotect®, Corazet®, Dignover®, Dilzem®, durasoptin®, Isoptin®, Procorum®, Veramex®
- **Laxantien** (gegen Verstopfung, bei den meisten Abführmitteln, insbesondere den darmirritierenden Mitteln, siehe Kap. Wirkungsweise von Abführmitteln, S. 52)
- **Pirenzipin** (gegen Magenschmerzen), z.B. Gastricur®, Ulcogant®
- **Psychopharmaka,** z.B. Amitriptylin®, Atosil®, Equilibrin®, Limbatril®, Ludiomil®, Melleril®, Mianserin®, Neurocil®, Saroten®, Stangyl®, Taxilan®

ACHTUNG:
Die Liste der Markenpräparate ist keineswegs vollständig, im Zweifelsfall schauen Sie bitte im Beipackzettel Ihres Medikaments nach.

Nicht immer sind Medikamente verantwortlich.

Eine Verstopfung **kann** bei Einnahme der aufgeführten Medikamente, **muß aber nicht** auftreten. Insbesondere wenn Verstopfung als „seltene“ oder „gelegentliche“ Nebenwirkung angegeben wird, sollte das entsprechende Medikament individuell auf diese Nebenwirkung überprüft werden, d.h. Sie müssen (mit ärztlichem Einverständnis) einen Auslaßversuch unternehmen, dem eine anschließende erneute Einnahme folgt. Wird die Verdauung nach einigen Tagen ohne das verdächtigte Medikament deutlich besser, um nach erneuter Einnahme wieder schlechter zu werden, so ist das Medikament für die Verstopfung (mit)verantwortlich zu machen. Das Medikament sollte dann – wenn möglich – abgesetzt oder durch ein anderes mit ähnlicher Wirkung, aber ohne Obstipation als Nebenwirkung ersetzt werden.

Folgen der Verstopfung

Eine Verstopfung geht häufig gemeinsam mit anderen Symptomen einher. Dabei stehen diffuse Bauchschmerzen, die sich häufig gar nicht genau lokalisieren lassen, im Vordergrund. Aber auch Blähungen, Abgang von unangenehmen Winden, Appetitlosigkeit oder Völlegefühl können auftreten. Durch diese Beschwerden kann es auch zu Schlaflosigkeit kommen, ja sogar eine depressive Stimmungslage ist möglich.

Neben diesen unangenehmen Begleitsymptomen kann eine Verstopfung aber auch andere Erkrankungen bedingen oder in ihrer Entwicklung negativ beeinflussen.

Divertikulose, Divertikulitis – häufige Folgen der Verstopfung

Divertikel sind weit verbreitet – besonders im Alter.

Ein Divertikel ist eine Ausstülpung von Wandanteilen eines Hohlorganes. Dickdarmdivertikel stellen also Ausstülpungen, die erbsen- bis haselnußgroß sein können, der normalen, glatten Dickdarmwand dar (s. Abb. 5). Sie entstehen, weil die Darmwand durch die Verstopfung und den harten Stuhlgang oft einem erhöhten Druck ausgesetzt ist. Die schwächsten Stellen der Darmwand geben dann nach und bilden die besagten Divertikel. Das Vorliegen mehrerer Divertikel wird als Divertikulose bezeichnet. 40% der über 70jährigen weisen eine solche Divertikulose auf. In diesen kleinen „Buchten“ des Darmes können sich Kotreste sammeln, die dann nicht weitertransportiert und ausgeschieden werden, sondern gären, faulen oder sich zu Kotsteinen verhärten.

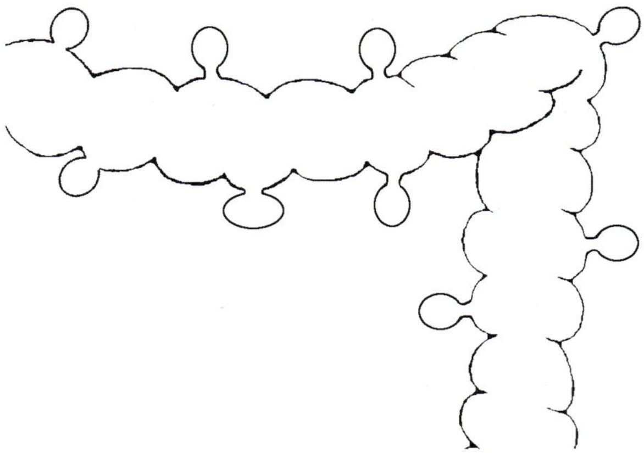

Abb. 5: Teil des Dickdarms mit mehreren Divertikeln (Ausstülpungen).

Divertikulitis – die gefürchtete Komplikation einer Divertikulose

Die gefürchtete Folge einer solchen Divertikulose ist die Divertikulitis, bei der es zu einer Entzündung im Bereich des Divertikels kommt. Dabei kann es zu Stuhlunregelmäßigkeiten (*z.B. Wechsel von Durchfall und Verstopfung*) und kolikartigen Darmschmerzen kommen, die sich ähnlich wie eine Blinddarmentzündung darstellen, allerdings häufig im linken Unterbauch lokalisiert sind. Es kann als schwerwiegende Komplikation sogar eine Verlegung der Darmlichtung (Ileus, Darmverschluß) oder ein Durchbruch (Perforation) der Darmwand auftreten. In beiden Fällen muß häufig notfallmäßig operiert werden. Bei Verdacht auf eine Divertikulitis dürfen wegen der Gefahr des Darmdurchbruches keine Einläufe mehr durchgeführt werden (oder nur nach ärztlicher Anweisung). Jeder zweite Mensch mit einer Divertikulose erleidet mindestens einmal eine solche Divertikulitis. Haben Sie den Verdacht, daß bei Ihnen eine Divertikulitis vorliegt, so sollten Sie umgehend einen Arzt aufsuchen.

Hämorrhoiden

So wie die Verstopfung zu einem erhöhten Druck innerhalb der Darmlichtung führt, kommt es durch das vermehrte Pressen auch zu Druckanstiegen in den Venen, die den Enddarm begleiten. Dies kann zu Erweiterungen der Blutgefäße im Bereich des Afters führen, was als Hämorrhoiden vielen aus eigener Erfahrung bekannt ist. Nicht jeder, der Hämorrhoiden hat, hat gleichzeitig eine Verstopfung, und nicht jeder, der häufig verstopft ist, muß Hämorrhoiden bekommen, aber der Zusammenhang zwischen beiden Leiden ist offensichtlich. Kommen zu einer Anlageschwäche, also zu einer möglicherweise vererbten Neigung zu Hämorrhoiden, noch weitere Umwelteinflüsse hinzu, ist die Wahrscheinlichkeit der Ausbildung von Hämorrhoiden wesentlich vergrößert. Die Verstopfung ist der bedeutsamste dieser äußeren Einflüsse. Die erfolgreiche Behandlung einer Verstopfung ist daher die wichtigste Voraussetzung, um Hämorrhoiden zur Rückbildung zu bringen oder zumindest ihre Weiterentwicklung aufzuhalten.

Hämorrhoiden und Verstopfung – meist miteinander vergesellschaftet

Nicht selten kommt es auch zu Blutungen aus Hämorrhoiden, was Sie an meist hellroten Blutauflagerungen auf dem Stuhl erkennen können. Spätestens dann sollten Sie einen Arzt aufsuchen, der weitere Untersuchungen veranlassen wird. Zwar sind Hämorrhoiden die häufigste Ursache für einen blutigen Stuhl, es können sich jedoch auch einmal andere Krankheiten dahinter verbergen, was auf jeden Fall abgeklärt werden sollte.

Analfissuren

Nicht selten führt ein harter Stuhl auch zur Ausbildung von Afterschrunden, Rißbildungen im Bereich des Afters, die als Analfissuren bezeichnet werden. Auch hier ist die erfolgreiche Therapie der Verstopfung die beste Vorbeugung.

Druckerhöhungen im Bauchraum und ihre Folgen

Vorsicht vor der Bauchpresse!

Wird die Bauchmuskulatur stark angespannt, um den Stuhl entleeren zu können, wobei meist die Luft angehalten wird, um einen großen Druck aufbauen zu können, so wird dies als Bauchpresse bezeichnet. Diese Bauchpresse führt aber nicht nur zu einer – in diesem Fall erwünschten – Drucksteigerung im Darm, sondern auch zu einem erheblichen Druckanstieg im gesamten Gefäßsystem. Die Drücke, die dabei entstehen, sind so hoch wie bei einer starken körperlichen Belastung. Bei allen Erkrankungen, bei denen starke körperliche Belastungen bzw. die damit verbundenen Druckerhöhungen im Kreislauf vermieden werden sollten, sollte daher auch für eine gute Stuhlregulierung gesorgt werden.

Es sind dies im einzelnen:

- **Bluthochdruck**: Der Bluthochdruckpatient neigt ohnehin zu hohen Druckwerten. Durch die Bauchpresse können die Druckwerte enorm gesteigert werden, was eher ungünstig ist. Hoher Blutdruck begünstigt bekanntlich die Entwicklung einer **Arteriosklerose** (Gefäßverkalkung).

Woran selten gedacht wird: So kann Verstopfung tödlich sein.

- Zustand nach oder Neigung zu **Schlaganfall**: Die bei der Bauchpresse erhöhten Druckwerte könnten zum Platzen eines bereits vorgeschädigten Gefäßes im Kopf führen, was einen Schlaganfall zur Folge hätte.

- **Koronare Herzkrankheit**: Allen Patienten mit Verengungen der Herzkranzgefäße wird zu Betätigungen geraten, die zu keinen großen Drucksteigerungen im Kreislauf führen. Alle körperlichen Belastungen, die mit einem Luftanhalten verbunden sind, sind daher eher ungünstig. Dazu gehört zweifelsohne auch die Bauchpresse bei einer Verstopfung.

- **Aneurysma der Hauptschlagader**: Eine Erweiterung der Hauptschlagader wird durch einen hohen Blutdruck oder durch hohe Druckwerte im Bauchbereich gefördert. Hohe Druckbelastungen durch Bauchpresse bei Verstopfung können eine beschleunigte Vergrößerung oder gar ein Platzen einer solchen Erweiterung der Hauptschlagader bedingen.

Dickdarmkrebs

Wahrscheinlich geht eine Verstopfung auch mit einem erhöhten Risiko der Entstehung von Dickdarmkrebs einher. Seit langem ist bekannt, daß eine fett- und fleischreiche Ernährung mit einer erhöhten Rate von Krebserkrankungen im Dick- und Enddarmbereich einhergeht. Vegetarier bekommen hingegen fast niemals Darmkrebs. Dies wird hauptsächlich auf die erhöhte Freisetzung von Galle durch eine fettreiche Nahrung erklärt. Gallensäuren haben eine kokarzinogene Wirkung, d.h. sie erzeugen nicht selbst Krebs, verstärken aber die krebserzeugende Wirkung anderer Stoffe. Ballaststoffe können die Gallensäuren binden und beschleunigt zur Ausscheidung bringen. Eine fettreiche Ernährung ist meist ballaststoffarm und umgekehrt. Je länger der Kontakt der Gallensäuren (und anderer in der Nahrung vorkommender krebserzeugender Stoffe) ist, desto höher ist auch die Wahrscheinlichkeit einer Krebsentstehung. Bei einer Verstopfung ist die Darmpassagezeit (siehe Kap. Was ist ein normaler Stuhl?, S. 32) in der Regel stark verlängert. Eine fettarme und ballaststoffreiche Kost ist also nicht nur sinnvoll zur Vermeidung einer Verstopfung, sondern schützt Sie außerdem in hohem Maße vor Darmkrebs!

Verstopfung kann zu Darmkrebs führen.

Aus vielen Gründen ist es also günstig, eine Verstopfung zu vermeiden. Bei Krankheiten wie den Hämorrhoiden ist die Beziehung zur Verstopfung recht naheliegend, so daß der Arzt den Patienten in der Regel auch darauf hinweist. Bei einem Schlaganfall oder einem bestehenden Aneurysma der Hauptschlagader wird nicht immer daran gedacht, dem Patienten auch die Notwendigkeit einer Stuhlregulierung nahezulegen. Denken Sie also bitte in Ihrem eigenen Interesse selbst daran, falls eine dieser Erkrankungen bei Ihnen vorliegt!

Wirkungsweise von Abführmitteln

Viele Abführmittel: Wie wirken sie? Welche sind sinnvoll?

Es gibt mehrere verschiedene Arten, die Verdauung zu fördern oder gar zu erzwingen: Die wichtigsten Abführmittel sind die folgenden:

- Füllmittel
- Mittel mit schwer resorbierbaren Ionen (= salinische Abführmittel)
- Milchzucker und damit verwandte Substanzen
- Gleitmittel
- gasbildende Zäpfchen
- darmirritierende Mittel

Ballaststoffe sind nahezu unbedenklich.

Bei **Füllmitteln** handelt es sich um pflanzliche Substanzen (Ballaststoffe), die vom menschlichen Organismus nicht aufgenommen werden können. Da sie neben ihrem eigenen Volumen noch mehr oder weniger viel Wasser binden, führen sie allein über diese Volumeneffekte zu einer Verbesserung des Stuhlgangs. In den Kapiteln „Ernährung" und „Pflanzliche Medikamente" wird auf diese Füllmittel noch ausführlich eingegangen. Diese Abführmittel können (fast) unbedenklich eingenommen werden (siehe Kap. Pflanzliche Medikamente, S. 83).

Salinische Abführmittel sind vorübergehend sinnvoll.

Schwer resorbierbare Ionen sind Bestandteile von Salzen (daher auch der Begriff „salinisch"), die vom Darm nicht sehr gut aufgenommen werden. Es handelt sich dabei hauptsächlich um Glauber- und Bittersalz (siehe Kap. Salinische Abführmittel, S. 100). In hohen Dosen führen auch Magnesiumsalze, die in niedriger Dosis relativ gut aufgenommen werden, zu abführenden Effekten (siehe Kap. Mineralstoffe, S. 91). Diese Mittel können über kürzere Zeit ziemlich unbedenklich eingenommen werden. Bei längerem Gebrauch können auch diese Mittel Nebenwirkungen nach sich ziehen. Auf die Gegenanzeigen und Nebenwirkungen wird in den entsprechenden Kapiteln näher eingegangen.

Es gibt auch salinische Klistiere, die im Enddarm Wasser binden und über den dadurch entstehenden Volumenreiz stuhlfördernd wirken. Als Fertigpräparate existieren hier das Procto-Clyss® sowie das 1xklysma salinisch. Das 1xklysma Sorbit enthält einen nicht resorbierbaren, wasseranziehenden Alkohol (nicht berauschend, wird als Zuckeraustauschstoff verwendet) und ist somit definitionsgemäß kein salinisches Abführmittel, funktioniert aber nach demselben Prinzip. Das Mikroklist® enthält eine Kombination salinischer Mittel und Sorbit. Gegen eine einmalige oder seltene Anwendung eines solchen Klistiers ist nichts einzuwenden, bei häufiger Anwendung gelten die bei den glyzerinhaltigen Klistieren genannten Einwände (siehe Gleitmittel).

Milchzucker (Laktose) und damit verwandte Substanzen (*z.B. Laktulose*) wirken in hohen Mengen direkt abführend, weil der Darm große Mengen davon nicht verstoffwechseln kann. Indirekt fördert Milchzucker eine natürliche Verdauung, da es die Vermehrung einer gesunden Darmbesiedelung (*z.B. mit Laktobakterien*) fördert. Nähere Einzelheiten hierzu finden Sie im Kap. Mikrobiologische Therapie, S. 137.

Milchzucker und Laktulose fördern eine natürliche Verdauung.

Gleitmittel machen den Stuhl durch einen „Schmiereffekt" leichter absetzbar. Hierzu werden in erster Linie Paraffin (orale Anwendung = über den Mund) und Glyzerin (rektale Anwendung = über den After) verwendet.

Gleitmittel sind bei gelegentlichem Gebrauch unbedenklich.

Die glyzerinhaltigen Klistiere und Zäpfchen sind bei gelegentlicher Anwendung relativ nebenwirkungsarm. Sie fördern zusätzlich über den Volumenreiz auf den Enddarm die Auslösung des Stuhlreflexes. Auch bei häufigerer Anwendung sind keine größeren Nebenwirkungen (hier insbesondere Mineralverluste) zu erwarten, da diese Mittel nicht auf den gesamten Dickdarm, sondern nur auf den Enddarm wirken. Eine andauernde Verwendung könnte jedoch zu einem Verlust des natürlichen Stuhlreflexes führen (der natürliche Stuhlgang wird gewissermaßen „abtrainiert") und ist daher nicht ratsam.

Häufiger Gebrauch innerlicher Gleitmittel kann u.a. zu Vitaminmangel führen.

Beispiele für glyzerinhaltige Zäpfchen und Klistiere: Babylax® (für Kinder), Glycilax® für Erwachsene/für Kinder, Milax® 0,75/1,0.

Paraffinum subliquidum nach DAB oder Obstinol® mild enthält Paraffin als Gleitmittel. In der Regel führt 1 EL nach 8-12 Stunden zu einer Entleerung. Paraffin ist ein nicht resorbierbares Öl, wird also vom Körper nicht aufgenommen. Bei übermäßigem, chronischem Gebrauch werden geringe Mengen allerdings doch aufgenommen, was in den Bauchorganen dann zu Fremdkörpergranulomen führen kann. Granulome sind gutartige Geschwülste, die zwar als harmlos angesehen werden, aber auch nicht unbedingt in einen gesunden Körper gehören. Eine bedenklichere Nebenwirkung ist schon die Behinderung der Aufnahme der fettlöslichen Vitamine A, D, E und K durch Paraffin. Bei einmaliger oder sehr seltener Anwendung ist diese Nebenwirkung zu vernachlässigen, bei häufiger, chronischer Anwendung könnten hieraus jedoch erhebliche Nebenwirkungen resultieren (*z.B. Mangel an Vitamin A: Sehstörungen, Hautschäden, weniger Schutz körpereigener Strukturen vor Oxidation; Vitamin D: Osteoporose; Vitamin E: weniger Schutz vor Oxidation und damit möglicherweise eine erhöhte Rate an Krankheiten wie Krebs und Herzinfarkten; Vitamin K: Blutgerinnungsstörungen*).

Gelegentlicher Gebrauch gasbildender Zäpfchen ist relativ unbedenklich.

Gasbildende Zäpfchen wirken im Prinzip wie die glyzerinhaltigen Zäpfchen und sind daher bei seltener Anwendung relativ unbedenklich. Es gibt hiervon Leicicarbon® CO_2-Laxans für Säuglinge/Kinder/Erwachsene.

Kosten* für die Anwendung von Abführmitteln**

Angegeben sind die Kosten für eine Anwendung

Klistiere	ca. 2-7 DM
Glyzerinhaltige Zäpfchen	knapp 2 DM
Leicicarbon® CO_2 Zäpfchen	ca. 0,70-0,90 DM
Paraffin (1 EL)	ca. 0,40 DM
Rizinusöl (1 EL)	ca. 0,45 DM
Glaubersalz (10 g)	0,23 DM
Bittersalz (10 g)	0,16 DM
Milchzucker (10 g)	0,16 DM

* Die Kosten sind nur bedingt miteinander vergleichbar. So wirkt etwa ein Klistier rasch und sicher, Rizinusöl, Paraffin, Glaubersalz oder Bittersalz wirken nach einigen Stunden, wobei eventuell höhere Dosen von Glauber- oder Bittersalz erforderlich sein können. Milchzucker wirkt möglicherweise erst nach einigen Tagen mit regelmäßiger Einnahme mehrerer EL täglich.

** Außer für pflanzliche Füllmittel, die im Kapitel „Pflanzliche Medikamente" ausführlich erörtert werden, und für darmirritierende Mittel, die ich prinzipiell nicht für empfehlenswert halte.

Als letzte Gruppe seien die **darmirritierenden Mittel** etwas ausführlicher besprochen, da sie am weitesten verbreitet sind und auch die meisten und gravierendsten Nebenwirkungen zeigen. Sie wirken antiabsorptiv, d.h. sie hemmen die Aufnahme von Natrium und Wasser aus dem Darm (aber auch anderer wichtiger Mineralstoffe wie Kalium und Magnesium), und hydragog, d.h. sie fördern den Einstrom von Wasser und Elektrolyten (*z.B. Natrium, Kalium*) in den Darm. Es wird also

Vorsicht vor darm-irritierenden Mitteln – auch wenn sie pflanzlich sind.

gewissermaßen ein künstlicher Durchfall erzwungen, bei dem prinzipiell fast dieselben Vorgänge ablaufen. Aus diesem Verlust von Elektrolyten (Blutsalzen) resultieren auch die bedeutendsten Nebenwirkungen dieser Mittel: Der ständige Verlust von Kalium und Magnesium führt bei chronischer Anwendung zu entsprechenden Mangelzuständen in der Darmmuskulatur wie auch im gesamten Organismus. Im Kap. „Mineralstoffe" werden die wichtigen Wirkungen dieser Mineralien und die Symptome von Mangelzuständen noch eingehend beschrieben werden. Ein ganz wichtiges Symptom eines Kalium- und Magnesiummangels ist aber die Verstopfung!

Darmirritierende Mittel führen zuverlässig und prompt zu einer Stuhlentleerung, langfristig führen sie aber ebenso sicher zu einer Verstopfung, die sie ja eigentlich behandeln sollen!

Der Verstopfte gelangt also in einen Teufelskreis aus Verstopfung, Gebrauch von Abführmitteln und daraus resultierender noch größerer Verstopfung. Eine regelmäßige Verdauung ohne Abführmittel wird schließlich gar nicht mehr möglich. Die Folgen sind Abführmittelabhängigkeit und -mißbrauch (Laxanzienabusus). Aus diesem Teufelskreis gelangt der chronisch Verstopfte kaum allein wieder hinaus. Daher ist es sinnvoll, diese Mittel von vornherein **nicht anzuwenden**. Zwar ist gegen eine einmalige oder eine ganz seltene Einnahme (weniger als einmal im Monat) im Prinzip nicht viel einzuwenden, jedoch kann man dafür die oben beschriebenen Mittel genauso gut verwenden. Die folgende Liste enthält die Gegenanzeigen und Nebenwirkungen dieser Mittel.

Gegenanzeigen darmirritierender Mittel

- Ileus (Darmverschluß)
- Akut-entzündliche Erkrankungen des Magen-Darm-Traktes
- Schwangerschaft (Aloe kann Aborte auslösen)

- Stillzeit (viele Mittel gehen in die Milch über und erzeugen beim Säugling einen Durchfall)
- Kinder unter 10 Jahren

Nebenwirkungen darmirritierender Mittel

- Melanosis coli (eine vermutlich gutartige Dunkelfärbung der Darmschleimhaut)
- Schädigung des Plexus myentericus (Nervengeflecht des Darmes, besonders durch Senna)
- Elektrolytverluste (besonders Kalium und Magnesium, Symptome siehe Kap. Mineralstoffe, S. 91, bei längerem Gebrauch können auch alle anderen Abführmittel zu Elektrolytverlusten führen)
- Verstopfung (als Folge der Elektrolytverluste)
- Albuminurie (Eiweißverluste über den Harn durch Nierenschädigung)
- Hämaturie (Blutverluste über den Harn durch Nierenschädigung)
- Sekundärer Hyperaldosteronismus (Hormonstörung durch starke Natriumverluste)
- Osteoporose (durch starke Kalziumverluste)

Besondere Vorsicht ist bei Einnahme der folgenden Medikamente geboten:

- Herzglykoside (Digitalispräparate, z.B. Novodigal®, Lanitop®): Durch den Kalium- und Magnesiummangel bei längerer Anwendung ist die Empfindlichkeit des Herzens für diese Herzmedikamente erhöht. Die Gefahr von Kammerflimmern (eine tödliche Herzrhythmusstörung) ist bei Kalium- und/oder Magnesiummangel und gleichzeitiger Digitaliseinnahme enorm erhöht.
- Diuretika (Entwässerungsmittel): Kalium- und Magnesiumverluste werden verstärkt.
- Kortisonpräparate (in der Langzeittherapie): Kalium- und Magnesiumverluste werden verstärkt.

Vorsicht vor Stoffwechsel-, Schlankheits-, Blutreinigungs-, Leber-Galle- und Hauttees – prüfen Sie die Inhaltsstoffe! Verwenden Sie keinen Abführtee!

Welche Mittel wirken nun in diesem Sinne darmirritierend? Es sind einmal einige chemisch-synthetische Abführmittel, die meisten dieser Mittel sind aber pflanzliche Mittel, denen der Laie solche Nebenwirkungen nicht zutrauen würde. Selbst die so harmlos klingenden Früchtewürfel enthalten darmirritierende Substanzen, von deren Gebrauch ich Ihnen nur abraten würde. Da eine große Zahl von Mitteln dieser Art auf dem Markt sind, erspare ich mir und Ihnen die Nennung all dieser Präparate, sondern benenne nur die Hauptinhaltsstoffe bzw. die Pflanzen, die Sie unbedingt vermeiden sollten. Auf der Packung sind diese Inhaltsstoffe angegeben, so daß Sie rasch entscheiden können, ob Ihr Abführmittel darmirritierende Substanzen enthält. Einige Mittel enthalten Kombinationen von Füllmitteln (*z.B. Leinsamen, Flohsamen, die sinnvoll und empfehlenswert sind*) mit darmirritierenden Substanzen. Bitte beachten Sie auch, daß nicht wenige stoffwechselaktivierende Mittel (*z.B. sogenannte Stoffwechsel-, Schlankheits-, Blutreinigungs-, Leber-Galle-, Haut- oder andere Tees*) ebenfalls nicht selten unter anderem solche bedenklichen Substanzen enthalten und daher nicht empfehlenswert sind (achten Sie daher bitte jeweils bei den Inhaltsstoffen darauf, ob darmirritierende Substanzen darunter sind, s. Tab.). Alle Mittel unter der Bezeichnung „Abführtee“ bestehen grundsätzlich aus darmirritierenden Substanzen.

Darmirritierende Substanzen

Die häufigsten chemisch-synthetischen Substanzen

- Bisacodyl
- Natriumpicosulfat
- Phenolphthalein

Die häufigsten natürlichen Substanzen

- Aloe (Kap-Aloe, Extr. Aloe, Aloin)

- Cascara (Cascara-Rinde, Cort. Cascarae)
- Kreuzdorn (Rhamnus Carthaticus)
- Faulbaum (Faulbaumrinde, Frangula, Cort. Frangulae, Extr. Cort. Frangulae)
- Rhabarber (Rhabarberwurzel, Rhiz. Rhei, Extr. Rhiz. Rhei)
- Rizinusöl
- Senna (Sennesblätter, Fol. Sennae, Extr. Fol. Sennae, Sennoside)

Die darmirritierenden Substanzen aus pflanzlichen Mitteln werden oft als Hydroxyanthracen, Hydroxyanthracenglykoside oder Anthranoide bezeichnet und sind daran zu erkennen.

Pflanzlich ist nicht immer harmlos!

Wie Sie sehen, wirken also auch Mittel natürlicher Herkunft nicht immer nur natürlich. Auch scheinbar harmlose pflanzliche Medikamente können mitunter erhebliche, ja sogar lebensgefährliche Nebenwirkungen entfalten (siehe Einleitung). Kein Medikament, auch kein pflanzliches, ist daher völlig bedenkenlos anzuwenden. Im Therapieteil lernen Sie jedoch einige Pflanzen kennen, die Sie (relativ) bedenkenlos zur Behebung einer Verstopfung anwenden können (siehe Kap. Pflanzliche Medikamente, S. 83).

Naturheilkundliche Behandlung

Naturheilkundliche Therapie: Auf die richtige Kombination kommt es an

Verstopfung stets individuell behandeln!

Angesichts der vielen im folgenden beschriebenen Naturheilverfahren werden Sie sich sicher die Fragen stellen: Welches ist denn nun die beste Methode? Mit welchem Naturheilverfahren kann ich einer Verstopfung erfolgreich begegnen? Um ehrlich zu sein: Ich kann Ihnen keine sichere Antwort darauf geben. Der Grund dafür ist, daß die Fragen bereits falsch gestellt sind. Es gibt nicht **die** beste Methode in der Behandlung der Verstopfung. Alle unten aufgeführten Methoden sind bewährt und haben vielen Menschen geholfen, wobei einige Verfahren häufiger zur Anwendung kommen als andere. Wir müssen aber nicht irgendeine Verstopfung behandeln, sondern wir müssen **Ihre** Verstopfung heilen.

Das bedeutet, daß Sie selbst schauen müssen, welche Ursache (oder besser: welche Ursachen) gerade zu Ihrer Verstopfung beitragen. Diese Aufgabe kann Ihnen niemand abnehmen. Wenn Sie die wahrscheinlichen Ursachen erkannt haben, so gilt es, entsprechenden Gegenmaßnahmen zu ergreifen. Näheres hierüber erfahren Sie in den entsprechenden Kapiteln. Manches geht dabei recht einfach. Wenn Sie beispielsweise wegen eines Bluthochdruckes ein entwässerndes Medikament einnehmen, welches durch Wasser- und Elektrolytverluste eine Verstopfung verursachen oder zumindest verstärken kann, so sollte dieses Medikament durch ein anderes blutdrucksenkendes Mittel ersetzt werden – wenn Sie denn überhaupt ein Medikament für den Blutdruck benötigen. Wenn Sie sich überwiegend von Weißmehlprodukten, Fleisch und Milchprodukten ernähren – also sehr ballaststoffarm –, so kann eine Ernährungsumstellung Ihr Problem lösen. Anhand der Lebensmitteltabelle im Anhang können Sie abschätzen, wel-

Eine rasche, drastische Ernährungsumstellung kann sinnvoll, aber auch problematisch sein.

che Menge an Ballaststoffen Sie zur Zeit täglich zuführen. Eine Ernährungsumstellung, so notwendig sie auch sein mag, kann allerdings bereits recht schwierig werden. Möglicherweise verträgt Ihr Darm keine rasche Umstellung auf eine sehr ballaststoffreiche und rohkostreiche Ernährungsweise. Vielleicht verträgt aber auch Ihre Familie die Ernährungsumstellung nicht (oder will sie nicht vertragen). In beiden Fällen müssen Sie vorsichtig und schrittweise vorgehen.

Wenn Sie sich jedoch bereits vollwertig ernähren, also eigentlich genügend Ballaststoffe zuführen, so müssen Sie versuchen, andere für Ihre Verstopfung verantwortliche Faktoren herauszufinden. Trinken Sie zu wenig Flüssigkeit? Bewegen Sie sich nicht ausreichend? Liegt vielleicht trotz Vollwerternährung eine Darmdysbiose vor? Begehen Sie Fehler in der Lebensordnung oder ist gar Ihre Persönlichkeitsstruktur mit an der Verstopfung beteiligt? Diesen Fragen sollten Sie sich schonungslos stellen. Die Antwort darauf löst manches Problem – möglicherweise nicht nur das der Verstopfung.

Die Persönlichkeit sollte berücksichtigt werden.

Während die Zufuhr einer ausreichenden Trinkmenge noch relativ einfach ist, sollte die Erkennung und Behandlung einer Fehlbesiedelung des Darmes (Dysbiose) zusammen mit einem Therapeuten durchgeführt werden. Wenn Sie sich jahre- oder gar jahrzehntelang zu wenig bewegt haben (dies trifft für die Mehrheit der Bevölkerung zivilisierter Gesellschaften zu!), so setzt das Erlernen und Einüben einer richtigen und ausreichenden Bewegung schon eine hohe Motivation voraus. Dafür wird dann aber nicht nur die Verstopfung gebessert, sondern auch die körperliche Leistungsfähigkeit, die seelische Belastbarkeit und die allgemeine Stimmungslage. Fehler in der Lebensordnung zu erkennen und zu beseitigen ist oft noch schwieriger. Am allerschwierigsten ist es schließlich, sich einzugestehen, daß die eigene Persönlichkeit, zeitlebens eingefahrene Denk- und Charakterstrukturen sowie die daraus resultierenden Einstellungen und Verhaltensweisen mit der Verstopfung zu tun haben. Gar unmöglich erscheint es vielen, hier etwas zu ändern, um damit eine Krankheit zu behandeln. Wenn man sich jedoch entsprechender Zusammenhänge bewußt geworden ist, so wäre es doch dumm, hier nichts ändern zu wollen. Wenn der Leidensdruck groß genug ist (bei lebensbedrohlichen Krankheiten wie Krebs oder Herzinfarkt trifft dies natürlich eher zu als bei einer „banalen" Verstopfung) oder aber Ihr Wille stark genug ist, wirklich etwas zu ändern, dann ist praktisch nichts unmöglich! Sollte dieser Problembereich tatsächlich für Sie von Bedeutung sein (er ist es nicht für jeden Verstopften), so wird dadurch meist nicht nur eine Verstopfung bedingt, sondern es existieren auch noch andere Störungen oder Folgeprobleme, die man aber lange Zeit nicht sieht oder nicht sehen will (Näheres hierzu siehe Kap. Ordnungstherapie, S. 118).

Die Einstellung verändern, um die Lebensweise umzustellen.

In den meisten Fällen wird jedoch eine **Kombination von Ursachen und Faktoren** vorliegen, die die Entstehung der Verstopfung gefördert haben. Hier gilt es, jeden einzelnen Faktor so gut wie nur möglich zu beeinflussen:

- Die Umstellung auf eine ballast- und mineralstoffreiche **Ernährung** – wenn noch nicht geschehen – ist die erste und wichtigste Maßnahme (sie sollte aber gegebenenfalls in mehreren Schritten und langsam erfolgen, siehe Kap. Ernährung, S. 71).

- Reichliche **Bewegung** fördert eine stockende Darmpassage in jedem Fall (siehe Kap. Bewegungstherapie, S. 80).

- Die zusätzliche Gabe von **Ballaststoffen** oder **Mineralstoffen** als Nahrungsergänzung (meist vorübergehend, gegebenenfalls auch auf Dauer) kann eine Verstopfung meist zuverlässig kurieren (siehe Kap. Pflanzliche Medikamente, S. 83 und Kap. Mineralstoffe, S. 91).

- Auch **salinische Abführmittel** oder ein **Einlauf** sind probate Mittel, die vorübergehend oder gelegentlich zur Unterstützung eingesetzt werden können (siehe Kap. Salinische Abführmittel, S. 100 und Kap. Der Einlauf, S. 113).

- Auf **Fehler in der Lebensordnung** und **psychosomatische Zusammenhänge** wurde bereits eingegangen. Im Einzelfall kann genau hier der Schlüssel zur Lösung des Problems liegen (siehe Kap. Ordnungstherapie, S. 118).
- Das **Heilfasten** oder eine **Mayr-Kur** können der Einstieg in eine veränderte Ernährungs- und Lebensweise sein (siehe Kap. Heilfasten, S. 129 und Kap. F.X. Mayr-Kur, S. 133).
- Liegt eine Darmdysbiose vor, so kann eine **Mikrobiologische Therapie** – am besten im Anschluß an ein Heilfasten oder eine Colon-Hydro-Therapie – eine Verstopfung unter Umständen entscheidend bessern (siehe Kap. Mikrobiologische Therapie, S. 137.).
- Auch andere Verfahren wie **Darmmassage, Homöopathie, Akupunktur/-pressur, Kneippsche Therapie, Colon-Hydro-Therapie, Manuelle Therapie, Neuraltherapie, Reflexzonenmassage** oder **Elektrotherapie** können zur Besserung einer Verstopfung beitragen. Meist sind sie jedoch mit weiter oben genannten Verfahren wie Ernährung oder Mineralstoffgabe zu kombinieren. (Siehe S. 145–156).

Das wichtigste Verfahren ist dasjenige, welches hilft.

Die Reihenfolge der in den nachfolgenden Kapiteln besprochenen Methoden zur Behandlung der Verstopfung soll eine gewisse Wertigkeit darstellen, wobei die Feststellung dieser Wertigkeit nach den Erfahrungen und dem Wissen des Autors vorgenommen wurde, also durchaus subjektiv ist. Im Einzelfall kann jedoch einmal eines der hier als „weniger wichtig“ bewerteten Verfahren den entscheidenden Durchbruch bringen. So ist es im Einzelfall möglich, daß – ohne weitere Berücksichtigung anderer Empfehlungen – allein das Lösen eines psychischen Konfliktes, eine konstitutionelle homöopathische Therapie oder die Beseitigung eines Störfeldes durch Neuraltherapie eine gestörte Verdauung zu normalisieren vermag. Es wird dies zwar die Ausnahme sein, soll aber nicht unerwähnt bleiben. In der Regel wird eine sinnvolle Kombination bei den meisten Verstopften zum Erfolg führen.

Standard-Kombinationsprogramm zur Behandlung einer Verstopfung

- Stellen Sie Ihre Ernährung nach und nach in Richtung auf eine ballaststoffreiche Vollwertkost um.
- Trinken Sie ausreichend.
- Bewegen Sie sich ausreichend.
- Nehmen Sie zusätzlich ein verdauungsförderndes Präparat ein. Zur Auswahl stehen Ballaststoffpräparate, Magnesium, salinische Abführmittel, Milchzucker oder Laktulose. Nehmen Sie das Präparat ein, welches für Sie den besten Einnahmekomfort bei guter Wirkung bietet. Gegebenenfalls ist auch eine Kombination (*z.B. Leinsamen plus Magnesium*) erforderlich.
- Bei immer noch nicht ausreichendem Erfolg sollten zusätzlich andere Verfahren berücksichtigt werden.
- Gegebenenfalls ist auch der Ausschluß einer organischen Erkrankung (siehe Kap. Ursachen der Verstopfung, S. 36) notwendig. Hierzu sollte ein Arzt konsultiert werden.
- Wurde eine organische Störung ausgeschlossen und besteht trotz Befolgung der oben genannten Empfehlungen die Verstopfung fort, so sollten Sie sich einem erfahrenen naturheilkundlichen Therapeuten anvertrauen.

Passagere Verstopfung

Vorübergehende Verstopfung ist meist leicht zu behandeln.

Mitunter haben Sie Ihre Verstopfung mit den in diesem Buch gegebenen Ratschlägen gut im Griff, werden aber gelegentlich (*z.B. im Rahmen einer Erkrankung wie etwa eines grippalen Infektes, auf Reisen, nach einem Durchfall*) doch durch eine mangelhafte Verdauung geplagt.

Hierbei sind einige Verfahren vorrangig anzuwenden.

Maßnahmen bei passagerer Verstopfung

- Mit einer bestimmten Menge eines Magnesiumpräparates oder mit Glauber- oder Bittersalz können Sie Ihre Verdauung zuverlässig in Gang bringen. (Achtung: Sie sollten vorher wissen, welche Mengen Sie benötigen und nach welcher Zeit diese wirken, sonst könnte es – etwa auf einer Reise – peinliche Probleme geben, wenn die Menge zu hoch gewählt wurde!)
- Bei vielen Menschen reicht schon die zusätzliche Einnahme von bis zu 3x2 EL Leinsamen oder Kleie täglich oder einige eingeweichte Trockenpflaumen aus, um die gestörte Verdauung wieder zu normalisieren.
- Auch ein Einlauf kann hier vorübergehend Abhilfe schaffen.
- Wenn Sie das Gefühl haben, daß der Enddarm zwar gefüllt ist, Sie den Stuhl aber nicht absetzen können, weil er möglicherweise zu fest ist, so kann die Gabe eines Mikro-Klistiers oder eines gasbildenden oder die Gleitfähigkeit erhöhenden Zäpfchens das Problem lösen (siehe Kap. Wirkungsweise von Abführmitteln, S. 52). Auch ein Einlauf wirkt hier sicher.

Die Behandlung der Abführmittelabhängigkeit ist schwierig und erfordert viel Geduld.

Was tun bei Abführmittelabhängigkeit?

Zum Schluß soll in diesem Kapitel noch ein wirklich großes Problem zur Sprache kommen, nämlich das der Abführmittelabhängigkeit. Eine passagere oder eine chronische Verstopfung ist eigentlich recht einfach zu behandeln. Die oben gegebenen Empfehlungen führen fast immer zuverlässig zum Erfolg. Viel schwieriger wird es allerdings, wenn Sie regelmäßig Abführmittel einnehmen. Am allerschwierigsten ist eine Verstopfung zu behandeln, wenn ohne die Einnahme von Abführmitteln gar kein normaler Stuhlgang mehr möglich ist. Sie sollten jedoch wissen, daß auch dann meist noch eine Normalisierung erreicht werden kann. Hierzu ist allerdings ein viel größerer Einsatz meist verschiedener Verfahren erforderlich. Eine große Motivation und viel Geduld von seiten der abhängigen Patienten (ich benutze den Begriff „Patient", weil in diesem Fall eine wirkliche Abhängigkeitserkrankung besteht) sind unabdingbare Voraussetzungen für eine erfolgreiche Behandlung.

Was liegt der Abführmittelabhängigkeit zugrunde?

Zunächst sollten Sie sich fragen, ob Sie eher „zufällig" in die Arzneimittelabhängigkeit hineingerutscht sind oder ob dies schon als Hinweis auf eine „Sucht-Struktur" in Ihrer Persönlichkeit zu werten ist. Viele Abführmittelabhängige haben die zuverlässige Wirkung und die bequeme Möglichkeit, einen regelmäßigen Stuhlgang ohne weitere größere, eigene Anstrengungen zu erzielen, mehr nebenbei kennen und schätzen gelernt. Es bestehen jedoch keine weiteren Abhängigkeiten (*z.B. Nikotin, Alkohol, Kaffee, Essen, Arbeit*). Bei nicht wenigen Abführmittelabhängigkeiten liegt jedoch eine „Sucht-Persönlichkeit" vor. Es gibt den stark übergewichtigen Abhängigen, der trotz Zufuhr von zuviel Nahrungsenergie nicht genügend Ballast- und Mineralstoffe zuführt, weil seine Überernährung gleichzeitig eine Fehlernährung ist. Eine solche Über- und Fehlernährung soll aber fast immer einen Mangel (*z.B. an lebenswichtigen Nährstoffen, aber auch an Liebe, Geborgenheit, Selbstbewußtsein*) kompensieren. Einen Mangel durch eine übermäßige Zufuhr einer Substanz kompensieren zu wollen, ist aber bereits ein Aspekt einer Sucht! Bei nicht wenigen Abführmittelabhängigen handelt es sich um junge, ehrgeizige, erfolgreiche Frauen, die meist eine schlanke Figur haben und diese um jeden Preis behalten wollen. Da diese Frauen meist recht wenig essen, um ihr Gewicht konstant zu halten, haben sie oft Probleme mit dem Stuhlgang. Ein Abführmittel hilft hier rasch und zuverlässig und führt gleichzeitig zu einer (vorübergehenden und unnatürlichen!) Gewichtsabnahme. Die Grenzen zur Magersucht, die in ihrer gefährlichsten Form meist pubertierende Mädchen betrifft, sind fließend. Die im

Einleitungskapitel geschilderte junge Frau (siehe S. 15) sollte sich die Fragen stellen, ob bei ihr bereits solche Suchttendenzen zu erkennen sind. Ist sie bereits arbeitssüchtig? Liegt eine Koffeinabhängigkeit vor, d.h. kann sie ohne großen Konsum von Kaffee ihre normale Arbeitsleistung nicht mehr erbringen? Warum will sie einem Schönheitsideal entsprechen, welches vielleicht gar nicht ihrer Konstitution entspricht? Warum will sie so erfolgreich im Beruf sein? Hat sie keine anderen Befriedigungen (*z.B. sinnvolle Hobbies, soziale Aufgaben, Familie, Partnerschaft, Freunde*)?

Der Süchtige muß sich seiner Sucht stellen.

Diesen oder ähnlichen Fragen müssen sich Süchtige (oder Suchtgefährdete) stellen. Ein weiteres Charakeristikum von Sucht ist, daß sich der Süchtige sein Suchtproblem nicht eingestehen will. Vor anderen, aber auch vor sich selbst kann er seine Probleme und sein Suchtverhalten nicht zugeben. *Beispiel: Jeder kennt einen Raucher, der angibt, „jederzeit aufhören zu können“*. Der Süchtige hat aber nur dann eine Chance, von seiner Sucht loszukommen, wenn er zu seiner Sucht steht und bereit ist, die Probleme schonungslos aufzudecken, die dazu geführt haben. Dies gilt für den Raucher und Alkoholiker genauso wie für den Fixer oder Abführmittelabhängigen.

Wie bereits gesagt, nicht jeder Abführmittelabhängige hat eine solche Suchtstruktur. Wenn eine Abführmittelabhängigkeit bei Ihnen vorliegt, sollten Sie für sich selbst offen und ehrlich die Frage klären, ob ein Suchtverhalten vorliegt. In diesem Fall sind die in den nachfolgenden Kapiteln gegebenen Ratschläge zwar unterstützend sinnvoll, das eigentlich zugrundeliegende Problem wird damit aber nicht gelöst. Sie werden Ihre Probleme in der Regel nicht ohne kompetente Hilfe (*z.B. Ärzte, Psychologen, Selbsthilfegruppen*) lösen können.

Oft ist fremde Hilfe erforderlich.

Ohne auf die Suchtproblematik an dieser Stelle weiter eingehen zu können, sollen hier noch einige „Rezepte“ gegeben werden, wie bei einer bestehenden Abführmittelabhängigkeit eine „Entwöhnung“ unter rein „technischen Aspekten“ erfolgen kann.

Wenn irgendwie möglich, sollten Sie das darmirritierende Abführmittel sofort und vollständig absetzen. Auch bei einer recht ballaststoffreichen Ernährung würde jetzt eine Verstopfung auftreten, da der stets durch pharmakologische Reize zur Tätigkeit gezwungene Darm nach Ausbleiben eben dieser Reize erst einmal träge wird. Sie sollten daher ein schädliches durch ein harmloseres Abführmittel eintauschen und die Verdauung mit salinischen Abführmitteln wie Bittersalz oder Magnesium in hoher Dosierung sicherstellen. Bei einer genügend großen Menge von Bitter- oder Glaubersalz (abends 1-2-4 EL je nach individuellem Bedarf) läßt sich praktisch immer eine Entleerung herbeiführen. Dasselbe gilt für Magnesiumzitrat oder andere Magnesiumverbindungen. Der Abführmittelabhängige benötigt dabei meist recht große Mengen. Beginnen Sie daher mit 3 Beuteln eines handelsüblichen Magnesiumpräparates, welches je 300 mg reines Magnesium (nicht 300 mg Magnesiumsalz!) enthält, oder mit 2 gehäuften TL Magnesiumzitrat. Magnesium ist deshalb besonders günstig, weil durch darmirritierende Mittel praktisch immer ein Magnesiummangel im Körper und damit auch in den Darmmuskelzellen erzeugt wird, deren Trägheit durch einen Magnesiummangel weiter verstärkt wird (Näheres, auch Nebenwirkungen und Gegenanzeigen siehe Kap. Mineralstoffe, S. 91). Auf eine große Trinkmenge von 2, besser noch 3 l täglich ist unbedingt zu achten – sowohl bei der Verwendung von Glauber- oder Bittersalz, als auch bei Magnesium. Bei hartem, trockenem Stuhl trotz ausreichender Trinkmenge kann auch einmal mit einem Glyzerinzäpfchen, Klistier oder Einlauf nachgeholfen werden.

Darmirritierende Abführmittel sind rasch abzusetzen.

Wenn sich unter diesen Maßnahmen eine befriedigende Verdauung eingestellt hat, so sollte begonnen werden, auch das salinische Abführmittel langsam „auszuschleichen". Auch diese Abführmittel sind auf Dauer und in hoher Dosierung nicht empfehlenswert. Werden die anderen in den nachfolgenden Kapiteln gegebenen Empfehlungen (insbesondere zur Ernäh-

Das Ersatz-Abführmittel langsam ausschleichen!

rung, Bewegung und zur Lebensordnung) beherzigt, so dürfte sich der Stuhlgang auch ohne salinisch wirkende Abführmittel normalisieren. Dies geschieht jedoch meist nur sehr langsam und dauert Wochen bis Monaten. Sie können daher versuchen, die aktuelle, optimale Dosis des salinischen Abführmittels in wöchentlichen, kleinen Schritten zu reduzieren. Sollte ein eher dünner Stuhl auftreten, so kann und sollte die Dosis natürlich rascher verringert werden.

Fastenkuren nach Buchinger oder F.X. Mayr sind oft hilfreich.

Eine besonders empfehlenswerte Möglichkeit, einer Abführmittelabhängigkeit zu begegnen, stellt eine Fastenkur dar. Sowohl beim Heilfasten nach Buchinger, als auch bei der F.X. Mayr-Kur wird der gereizte und erschöpfte Darm zunächst für längere Zeit völlig ruhiggestellt. Nach dieser Erholungsphase kann er dann langsam zu normaler Tätigkeit „trainiert" werden. Eine stationäre Heilmaßnahme bietet darüber hinaus den Vorteil, daß professionelle Therapeuten Verdauungsproblemen nach der Fastenkur besser begegnen können, in einer solchen Kur nicht nur der Darm, sondern der ganze Mensch behandelt wird, und der Verstopfte, möglicherweise noch mit anderen Gesundheits- und sonstigen Problemen Beladene, den Problemen des Alltags für eine gewisse Zeit entrissen wird. Er kann in dieser Zeit erkennen, wie wichtig und angenehm einerseits ein passives Geschehenlassen sein kann und wie er andererseits auch aktiv zu einer Gesundung mit beitragen kann (und muß). Viele Fastenkliniken und -sanatorien verfügen außerdem über eine Lehrküche, in der nach dem Fasten die Zubereitung einer gesunden, verdauungsfördernden Kost erlernt werden kann.

Sie sehen also, dem Problem „Verstopfung" können Sie auf vielfältige Art und Weise beikommen, selbst wenn es sehr hartnäckiger Natur sein sollte. Wenn Sie es wollen, können Sie es!

Ernährung: Ballaststoffe sind kein Ballast

Vollkornprodukte statt raffinierte Lebensmittel

Bei Naturvölkern ist eine Verstopfung nahezu unbekannt. Vor dem 19. Jahrhundert dürfte auch in Mitteleuropa dieses Problem eher selten gewesen sein. Mit dem Aufkommen moderner Lebensmitteltechnologien gelang es jedoch, die Nahrung zunehmend zu „verfeinern", zu raffinieren. Dadurch konnten die für unnütz gehaltenen Ballaststoffe aus den Nahrungsmitteln (insbesondere dem Getreide) entfernt werden (zu den Folgen des Ballaststoffmangels in der Nahrung und zu den günstigen Wirkungen der Ballaststoffe siehe Kap. Pflanzliche Medikamente, S. 83). Der Ballaststoffmangel unserer Nahrungsmittel wurde inzwischen als eine wesentliche, vermutlich *die* wesentliche Ursache der Verstopfung erkannt.

Hierbei sind vor allem zwei wichtige Faktoren zu bedenken:

- Die ballaststoffreichen Produkte aus dem vollen Getreidekorn wurden zugunsten von „veredeltem" Getreide und Produkten aus raffiniertem Mehl vernachlässigt (*z.B. Weißbrot, Graubrot, Brötchen, Kuchen, Kekse, Torte, Nudeln aus hellem Mehl, weißer Reis*).
- Es wurden immer mehr tierische Produkte zugeführt, die völlig ballaststofffrei sind (*z.B. Fleisch, Fleischwaren, Wurstwaren, Milch, Käse, Quark und andere Milchprodukte*).

Mindestens 30 g Ballaststoffe täglich

Als Konsequenzen aus dieser Fehlernährung wird die empfohlene Mindestzufuhr von 30 g Ballaststoffen von vielen Menschen in zivilisierten Gesellschaften zum Teil deutlich unterschritten. Daher nehmen immer mehr Menschen, die unter Verstopfung leiden, zusätzliche Ballaststoffe in Form von Kleie, Leinsamen oder Flohsamen ein. Dagegen ist grundsätzlich nichts einzuwenden, nur macht es eigentlich wenig Sinn, wenn ich mit großem technischen Aufwand die Kleie vom Weizenkorn entferne, daraus Brot backe, dieses esse und zum

Ausgleich die vorher mühsam entfernte Weizenkleie im Müsli oder mit Wasser wieder zu mir nehme. Wäre es da nicht sinnvoller, von vornherein die Kleie am Korn zu belassen und das ganze, wertvolle Lebensmittel bzw. dessen Produkte zu verzehren?

Vollwertkost ist anerkannt und bewährt.

„Laßt die Nahrung so natürlich wie möglich!"

Diese Empfehlung des Ernährungsforschers Prof. Kollath führt zu einer ausreichenden Versorgung des Darmes mit Ballaststoffen und hilft so, eine Verstopfung zu vermeiden bzw. eine bestehende Verstopfung zu heilen. Eine solche Ernährungsweise bezeichnen wir als **Vollwertkost**. Auch der oben erwähnte zweite Faktor, nämlich der übergroße Verzehr gänzlich ballaststofffreier Nahrungsmittel, wird dabei berücksichtigt. Eine Vollwertkost muß zwar nicht vegetarisch sein, der Anteil von tierischen Produkten wird dabei aber stark zugunsten pflanzlicher Nahrung zurückgedrängt, so daß ballaststofffreie tierische durch ballaststoffreiche pflanzliche Nahrungsmittel ersetzt werden.

Die Vollwertkost ist eine Synthese aus bewährten Erfahrungen und neuen naturwissenschaftlichen Erkenntnissen. Sie berücksichtigt gesundheitliche, ethische, ökonomische und ökologische Aspekte.

Prinzipien der Vollwertkost

- Bevorzugung ovo-lacto-vegetabiler Kost (Eier, Milch, pflanzliche Kost)
- Geringe Zufuhr tierischer Nahrungsmittel (Fleisch, Fisch)
- Verzicht auf isolierte und raffinierte Produkte (Zucker, Auszugsmehle oder Nahrung, die große Anteile davon enthält)
- Verzicht oder nur mäßiger Konsum von Genußmitteln (Nikotin, Alkohol, koffeinhaltige Getränke wie Kaffee, Tee, Kola-Getränke)

- Geringer Verarbeitungsgrad der Nahrungsmittel durch mechanische und chemische Prozeßtechniken
- Zufuhr von ganzen Nahrungsmitteln anstelle von isolierten Bestandteilen oder von einzelnen Nährstoffen (z.B. ist aus Sicht der Vollwerternährung eine ganze Orange günstiger als Orangensaft, Orangensaft ist günstiger als eine Vitamin-C-Tablette)
- Bevorzugung von Nahrungsmitteln aus kontrolliertem, biologischem Anbau

ACHTUNG: Bei schneller Umstellung auf Vollwertkost kann es zu Beschwerden kommen!

Vollwertkost individuell gestalten

Häufig werden individuelle und konstitutionelle Gesichtspunkte bei der Ernährungsform nicht berücksichtigt. Während „stabile", eher untersetzte, vollblütige Menschen eine vegetarische Ernährung eher vertragen, kann diese bei schmächtigen Personen – besonders bei hohem Rohkostanteil – zu Schwierigkeiten führen. „Verdauungsschwache" Menschen verteilen ihre Nahrung besser auf 4-5 Mahlzeiten, „verdauungsstarke" brauchen häufig nur 2 große Mahlzeiten. Sehr darmempfindliche Menschen sollten bei der Umstellung besonders bei der Rohkost vorsichtig sein. Wenn Unverträglichkeiten (*z.B. Blähungen, Verstopfung, Durchfälle*) auftreten, dann sollte Rohkost für einige Wochen gemieden und dann langsam, schrittweise in die Ernährung eingeführt werden, da die Darmflora (natürliche Keimbesiedelung das Darmes) sich der veränderten Kost erst langsam anpassen muß.

Eine deutliche Ernährungsumstellung kann Probleme bereiten.

Das häufigste Problem bei der Kostumstellung stellen unangenehme **Blähungen** dar. Sie zeigen eigentlich nur an, wie weit sich der Darm schon von einer naturgemäßen Ernährung entfernt hat. Unsere Vorfahren ernährten sich Jahrtausende mit einer Vollwertkost mit hohem Rohkostanteil (Tiere kennen ausschließlich Rohkost) und waren gut daran angepaßt. Erst die zunehmende „Nahrungsveredelung" der letzten Jahrhunderte und besonders der letzten Jahrzehnte entfernte uns von dieser Ernährung – mit allen damit verbundenen negativen Folgen für unsere Gesundheit. Die Blähungen können durch sehr gutes Kauen und Einspeicheln der Nahrung sowie durch völligen Verzicht auf isolierten Zucker gelindert werden. Auch die Kombination Fruchtsaft/ ballaststoffreiche Kost, ggf. sogar die Kombination Obst/Getreide (Müsli, Frischkornbrei) kann die Blähungen verstärken. Nach einigen Wochen tritt aber gewöhnlich eine Normalisierung ein, wenn die Darmflora sich verändert hat.

Schwierigkeiten können außerdem bei **Gebißträgern** oder Menschen mit schlechtem Gebiß entstehen. Diese Schwierigkeiten können durch eine Gebißsanierung oder Pürieren der Vollwert- oder Rohkost beseitigt werden. Viele Menschen lehnen z.B. das Essen von Vollkornbrot ab, weil sie keine Körner kauen können. „Vollkornbrot" bedeutet aber nicht, daß es ganze Körner enthält, sondern daß es aus dem Mehl ganzer Körner gebacken wird. Viele sog. „Mehrkornbrote", die viele ganze Körner enthalten, haben einen hohen Anteil an Auszugsmehlen und sind daher aus Sicht der Vollwerternährung eher ungünstig. Ein Vollkornbrot aus feingemahlenem Vollkornmehl läßt sich genausogut wie ein Graubrot kauen – fragen Sie Ihren Bäcker nach einem solchen Brot.

Ballaststoff ist nicht gleich Ballaststoff.

Nicht alle Ballaststoffe haben die gleiche Wirkung auf die Verdauung. Ballaststoffe unterschiedlicher Herkunft führen zu einer unterschiedlichen Vermehrung des Stuhlgewichtes. So vermehren 15 g Ballaststoffe aus Vollkornbroten oder anderen Vollkornprodukten den Stuhl um 80-100 g, bei Obst sind es hingegen nur 30-60 g, bei Hülsenfrüchten ca. 40 g und bei Kohl ca. 50 g. Es wird daher empfohlen, täglich 200 g Vollkornbrot oder andere Vollkornprodukte auf Getreidebasis zu verzehren (**Achtung:** Frisches Vollkornbrot kann leicht zu Blähungen führen! Wenn Sie dazu neigen, lassen Sie das frische Brot mindestens ein bis zwei Tage lagern).

Lebensmittelmengen, die eine Stuhlmenge von ca. 150 g erzeugen

150 g Weizenbrot	150 g Weizenbrot	300 g Roggenbrot
140 g getrocknete Hülsenfrüchte	200 g Rohkost	200 g Rohkost
	150 g Obstsalat	150 g Obstsalat
200 g Rohkost	350 g Äpfel	
150 g Obstsalat	350 g Birnen	
	300 g Bananen	
ca. 1000 kcal	ca. 1200 kcal	ca. 900 kcal

1 Scheibe Brot = ca. 50 g

Magnesium- und Kaliumgehalt der Lebensmittel

Mineralstoffverarmung durch Anbau, Umweltverschmutzung und Lebensweise.

Unsere landwirtschaftlichen Böden sind durch verschiedene Faktoren (*z.B. intensive Landwirtschaft, Überdüngung mit organischem Dünger ohne ausreichende Berücksichtigung bestimmter Mineralstoffe, saurer Regen*) an wichtigen Mineralien wie Magnesium nicht selten verarmt. Daher sind die so gewonnenen Lebensmittel vermutlich nicht mehr so nährstoffreich wie dies früher einmal der Fall war. Unsere Lebensweise trägt ein Übriges dazu bei, die Versorgung an den besonders für eine regelmäßige Verdauung wichtigen Mineralstoffe Magnesium und Kalium zu verschlechtern (siehe Kap. Mineralstoffe, S. 91). Ein hoher Gehalt an diesen Stoffen in der Nahrung ist daher besonders wichtig. Auch hier ist bei einer Vollwertkost von einer besseren Versorgung als bei üblicher Zivilisationskost auszugehen, da Vollkornprodukte wesentlich nährstoffreicher als die raffinierten Nahrungsmittel sind (siehe Kap. Lebensmittel mit hohem Ballaststoff-, Magnesium- und Kaliumgehalt, S. 176).

Richtiges Trinken ist wichtig

Der Stuhl besteht zum überwiegenden Teil aus Wasser. Leidet der Körper an einem Flüssigkeitsmangel, so wird einerseits über die Niere durch eine Konzentrierung des Harns Wasser eingespart, andererseits wird dem Stuhl vermehrt Wasser entzogen. Der Stuhl wird dadurch eingedickt und hart. Damit wird schließlich ein Teufelskreis in Gang gesetzt: Je mehr der Stuhl eingedickt wird, desto langsamer ist die Dickdarmpassage. Je langsamer aber die Passage ist, desto mehr Wasser kann dem Stuhl entzogen werden, was zu einer weiteren Eindickung führt.

Flüssigkeitsmangel fördert Verstopfung.

Gerade bei älteren Menschen läßt das Durstempfinden oft nach, so daß nicht soviel Flüssigkeit zugeführt wird, wie es sinnvoll und nötig wäre. Aber auch bei jüngeren Menschen wird wegen Zeitdruck oder aus Bequemlichkeit nicht selten zuwenig getrunken. Jeder, der unter Verstopfung leidet, sollte also ganz bewußt für eine gute Flüssigkeitszufuhr sorgen, wobei ca. 2 l (das sind immerhin drei Flaschen Mineralwasser oder 15 Tassen Tee) als ausreichend angesehen werden. Ist die Nahrung bereits sehr flüssigkeitshaltig (*z.B. morgens Müsli oder Frischkornbrei, reichlich Salat und Gemüse, viel Obst*), so kann die „reine" Flüssigkeitszufuhr auch etwas niedriger ausfallen, ohne daß ein Flüssigkeitsmangel entsteht.

Welche Getränke sollten bevorzugt werden?

Auch die Auswahl des richtigen Getränkes ist wichtig.

- Am günstigsten ist **Mineralwasser**, wobei Wässer mit einem hohen Magnesiumgehalt (ca. 100 mg/dl oder darüber) besonders vorteilhaft sind.
- Auch **Tee** (Kräuter- oder Früchtetee) ist zur Flüssigkeitszufuhr geeignet, jedoch keine Abführtees, da diese langfristig die Verstopfung verstärken.
- **Kaffee** und andere koffeinhaltige Getränke (Kola-Getränke, Schwarztee) sind weniger günstig. Zwar berichten nicht wenige Menschen, daß durch den Genuß von Kaffee die Stuhlentleerung enorm angeregt wird, langfristig ist diese jedoch eher ungünstig, da es sich um eine abführmittelähnliche Reaktion handelt. Auch gehen durch reichlichen

Genuß von Koffein die Elektrolyte Magnesium und Kalium über Darm und Niere verstärkt verloren, was zu einer Verstärkung einer bestehenden Verstopfung führt.

- **Alkoholika** sollten ganz gemieden oder nur sehr sparsam getrunken werden (max. eine Flasche Bier oder ein Glas Wein und auch das nicht täglich), da Alkohol bei einem hohen Kaloriengehalt keine Ballaststoffe enthält und zudem bei größerer Zufuhr zu einem Magnesiummangel führen kann.

Welche Lebensmittel sind zu bevorzugen?

Alle pflanzlichen Lebensmittel sind günstig.

Ganz besonders wichtig ist eine großzügige Zufuhr an

- **Gemüsen** und **Salaten** (hohe Nährstoffdichte an Ballaststoffen, Magnesium und Kalium)
- **Vollkornprodukten** (Vollkornbrot, Produkte aus Vollkornmehl, Vollkornnudeln, Vollkornreis wegen des relativen Nährstoffreichtums gegenüber raffinierten Nahrungsmitteln)
- **Hülsenfrüchten** (hoher Ballaststoffgehalt, je nach Verträglichkeit einsetzen)
- **Kleie**, **Weizenkeimen**, **Leinsamen** (ggf. in einer Übergangsphase oder gelegentlich in besonderen Situationen wie Reisen, siehe Kap. Pflanzliche Medikamente, S. 83)
- **Obst** als Rohkost (weniger in Form von Säften, weil diese praktisch keine Ballaststoffe mehr enthalten, oder in Form von Konserven, weil diese einen hohen Zuckeranteil haben)

Hingegen sollten

- alle **tierischen Produkte** (Fleisch, Wurst, Milch und Milchprodukte) wegen der Ballaststofffreiheit nur äußerst

Fleisch, Milch und daraus hergestellte Produkte sind ballaststofffrei.

zurückhaltend eingesetzt werden. Wenn Sie Fleisch in einer Mahlzeit verwenden, so sollte es die Beilage sein und nicht wie üblich der Hauptbestandteil,

- auf **Zucker** und **zuckerhaltige Produkte, raffiniertes Mehl** und daraus hergestellte Produkte **(„Weißmehlprodukte“)** sowie **Schokolade** und **schokoladehaltige Produkte** wegen der eher stopfenden Effekte verzichtet werden.

Beurteilung von Ernährungstips bei Verstopfung

Bei Verstopfung gibt es zahlreiche alte Hausmittelchen und Tips, von denen hier einige vorgestellt und bewertet werden sollen:

- **Fett** (*z.B. Butter*) **„schmiert“ den Darm**: Diese immer wieder verbreitete Empfehlung entbehrt jeder Grundlage. Die durchschnittliche Kost in Deutschland enthält bereits mehr als 40 % der Nahrungsenergie in Fett, trotzdem ist die Verstopfung weit verbreitet. Vegetarier ernähren sich im Durchschnitt wesentlich fettärmer, leiden jedoch kaum unter Verstopfung. Mit der Nahrung verzehrtes Fett wird bereits im Dünndarm vollständig aufgenommen. Erreicht Fett den Dickdarm, führt es in der Tat zu einer Vermehrung des Stuhles in Form sogenannter Fettstühle. Ein solcher Fettstuhl ist allerdings in jedem Fall als ernsthafte, behandlungsbedürftige Krankheit zu werten und erfordert eine rasche Suche nach der Krankheitsursache (*z.B. mangelhafte Bildung von Verdauungsenzymen durch die Bauchspeicheldrüse*).

- **Ein großes Glas lauwarmes Wasser vor dem Frühstück**: Diese Maßnahme ist geeignet, Muskelbewegungen im Magen-Darm-Kanal (Peristaltik) anzuregen, die über den sogenannten gastrocolischen Reflex (siehe Kap. Bau und Funktion des Verdauungssystems, S. 21) zur Stuhlentleerung anregen kann.

- **Ein großes Glas Wasser mit 1 EL Obstessig**: Dieselbe Wirkung, zusätzlich sind die im Obstessig enthaltenen Mineralien verdauungsfördernd.
- **Pflaumen, Trockenpflaumen oder Pflaumensaft**: Durch den hohen Gehalt an Ballaststoffen und Mineralien wirken Pflaumen stuhlgangfördernd. Am günstigsten ist es, abends einige Pflaumen in Wasser einzuweichen und diese morgens in den Frischkornbrei oder das Müsli zu tun. Außerdem sollen Pflaumen abführend wirkende Stoffe in geringer Konzentration enthalten, die ähnlich wie die darmirritierenden Abführmittel wirken (siehe Kap. Wirkungsweise von Abführmitteln, S. 52). Eine solche „Pflaumenkur" sollte daher nur als Übergangslösung erfolgen, bis durch Ernährungsumstellung und andere Therapiemaßnahmen eine Stuhlnormalisierung eingetreten ist, oder als gelegentliche Maßnahme (*z.B. bei Verstopfung auf Reisen*).
- **Sauerkrautsaft**: Auch eine kurmäßige Anwendung von Sauerkrautsaft (*z.B. 1 Glas morgens vor dem Frühstück*) für einige Wochen kann eine deutliche Erleichterung des Stuhlgangs bewirken. Wie bei der Pflaumenkur sollte die Anwendung sich aber auf maximal einige Wochen beschränken.

Obstessig, Pflaumen, Sauerkrautsaft können vorübergehend unterstützend verwendet werden.

Literatur

Koerber von/Männle/Leitzmann: Vollwerternährung. Karl F. Haug Verlag, Heidelberg.

Mayr, P.: Die leicht bekömmliche biologische Küche. Karl F. Haug Verlag, Heidelberg.

Mayr, P.: Gaumenfreude aus der Vollwertküche. Karl F. Haug Verlag, Heidelberg.

Kollath, W.: Die Ordnung unserer Nahrung. Karl F. Haug Verlag, Heidelberg.

Rauch, E.: Die Darmreinigung nach F.X.Mayr. Karl F. Haug Verlag, Heidelberg.

Mayr, P.: Kneipp und die gesunde Ernährung. Karl F. Haug Verlag, Heidelberg.

Jung: Umsteigen auf Vollwertkost. TRIAS-Verlag, Stuttgart.
Bircher-Benner, M.: Ordnungsgesetze des Lebens. Bircher-Benner-Verlag, Bad Homburg.
Bircher-Benner, M: Geheimarchiv der Ernährungslehre. Bircher-Benner-Verlag, Bad Homburg.
Bruker, M.-O.: Ernährungsbedingte Erkrankungen. emu-Verlag, Lahnstein.
Heide: Vegetarische Ernährung. TRIAS-Verlag, Stuttgart.
Anemüller: Vollwerternährung - aber richtig. TRIAS-Verlag, Stuttgart.
Wilz: Die vegetarische Rohkost. Knaur-Verlag, München.
Rütting: Lieblingsmenüs aus meiner Vollwertküche. Mosaik-Verlag.
Weber: Mit Vollkorn kochen. Hädecke.
Peiter: Pro und Contra Rohkost-Ernährung. Access-Verlag.

Adressen

Arbeitskreis für Ernährungs- und Vitamin-Information, Schweizer Str. 9, 60594 Frankfurt am Main
Bund für Umwelt und Naturschutz, Im Rheingarten 7, 5300 Bonn 1
Deutsche Gesellschaft für Ernährung, Engesserstr. 20, 7500 Karlsruhe
Stiftung Ökologie und Landbau, Südliche Weinstr. 51, 6702 Bad Dürkheim (Bezug von Adressenlisten ökologisch orientierter Bauern und Winzer)

Bewegungstherapie: Halten Sie Ihren Darm auf Trab

Während die Notwendigkeit einer ballaststoffreichen Ernährung zur Vermeidung einer Verstopfung praktisch jedem geläufig ist, wird der Einfluß der Bewegung meist unterschätzt. Die Erfahrung lehrt uns aber, daß fast jeder Mensch einen schlechteren Stuhlgang aufweist, wenn er für längere Zeit, d.h. mehrere Tage bis einige Wochen, Bettruhe halten muß. Selbst Menschen, die normalerweise überhaupt keine Probleme damit haben, können dann unter einer starken, quälenden Verstopfung leiden. Ja selbst bei eigentlich ausreichendem Ballaststoffgehalt der Nahrung kann der Stuhlgang dann träger werden.

Umgekehrt machen viele Sportler die Erfahrung, daß ein sportliches Training kurz nach Nahrungsaufnahme (*z.B. ein Waldlauf eine Viertelstunde nach einem ausgiebigen Mittagessen*) zu einem Durchfall führen kann. Daher warten die meisten Sportler nach dem Essen eine gewisse Zeit ab, bis sie mit ihrem Training beginnen oder richten ihre Mahlzeiten nach ihrem Trainings- bzw. Wettkampfplan aus, was übrigens auch aus anderen, sportphysiologischen Gründen vernünftig ist.

Dies führt uns vor Augen, daß die Fortbewegung des Nahrungsbreis im Darm nicht nur durch die Muskelbewegungen des Darmes (Darmperistaltik), sondern auch durch „äußere“ Bewegungen gefördert wird bzw. beim Ausbleiben dieser Bewegungen auch die Darmpassagezeit verlängert wird. Je länger der Nahrungsbrei aber im Darm verbleibt, desto mehr Wasser wird ihm entzogen, was wiederum zu einer Eindickung und damit zu einer Verstärkung der Verstopfung führt.

Bewegungsmangel begünstigt Verstopfung.

Die Lebensweise in zivilisierten Gesellschaften ist nun in der Regel eine sehr bewegungsarme. Wir gehen nicht mehr die 500 m zum Kaufmann, sondern fahren selbstverständlich mit dem Auto, wir steigen nicht mehr Treppen, sondern fahren Rolltreppe oder mit dem Aufzug, um nur einige Beispiele zu nennen. Neben anderen Krankheiten, die durch eine solche Bewegungsarmut gefördert werden, wird auch die Neigung zur Verstopfung verstärkt.

Bewegungsarmut ist also einer von vielen Faktoren in der Entstehung der Verstopfung.

Die Konsequenz dieses Zusammenhangs zwischen Bewegung und Verdauung besteht darin, sich **richtig und ausreichend** zu bewegen. **Richtige Bewegung** in diesem Zusammenhang ist dabei eine solche Tätigkeit, die zu gewissen Erschütterungen des Bauches führt.

Beispiel: Wenn Sie 20 km Rad fahren, so führen Sie ein möglicherweise sehr sinnvolles Herz-Kreislauf- und Beinmuskeltraining durch, der Bauchbereich bleibt dabei jedoch weitgehend unbewegt, so daß eine Beschleunigung der Verdauung hierdurch nicht zu erwarten ist. Wenn Sie jedoch einen 10-km-Dauerlauf absolvieren, so kommt es bei jedem Schritt zu einer rhythmischen Erschütterung auch des Bauchraumes. Der Darminhalt erfährt dabei eine gewisse Durchmischung, auch die Fortbewegung des Nahrungsbreies wird hierdurch gefördert.

Auch die Art der Bewegung ist bedeutsam.

Alle sportlichen Betätigungen mit plötzlichen, wenn möglich rhythmischen Lageänderungen des Bauchraumes sind also sinnvoll. Als wichtigste Sportart wäre hier das Laufen zu nennen, aber auch Skilanglauf, Alpinskifahren, Seilspringen, Gymnastik mit einem hohen Anteil an Bewegungsübungen, wie Hüpfen oder etwa Trampolinspringen, kämen hier in Frage. Sollten diese Sportarten nicht möglich sein – nicht jeder Verstopfte wird deshalb ein Trampolin besteigen wollen, nicht jeder ist für einen Dauerlauf ausreichend trainiert –, so sollte ein regelmäßiges, strammes Spazierengehen durchgeführt werden.

Ausreichende Bewegung bedeutet, daß die körperliche Betätigung mehrmals in der Woche, wenn möglich sogar täglich stattfinden sollte. Mindestens eine Viertelstunde Laufen oder eine Stunde Spazierengehen täglich sollten dabei ausreichen, um keinen Bewegungsmangel unter dem Aspekt der Verstopfung entstehen zu lassen.

Zur **Stärkung der Bauchmuskulatur** sollten Sie den Bauch 10 Sekunden lang kräftig einziehen (dabei das Atmen aber nicht vergessen!), langsam entspannen – 5mal wiederholen; diese Übungen sollten 3mal täglich durchgeführt werden. Durch eine stärkere Bauchmuskulatur kann bei der Entleerung ein höherer Druck durch die Bauchpresse aufgebaut werden, wodurch die Entleerung erleichtert wird. Langfristig sollte durch andere Maßnahmen allerdings ein so ausreichend häufiger und weicher Stuhl erreicht werden, daß eine starke Bauchpresse gar nicht erforderlich ist, da das häufiger Ausüben einer starken Bauchpresse durchaus „Nebenwirkungen“ haben kann (siehe Kap. Folgen der Verstopfung, S. 47).

Pflanzliche Medikamente: Natürliche Mittel, die „natürlich" wirken

Die meisten Abführmittel sind auf pflanzlicher Basis hergestellt. Dies schafft beim Benutzer ein gutes Gefühl, da pflanzliche Heilmittel in der Regel sanft und nebenwirkungsarm sind. Leider trifft dies auf die pflanzlichen Abführmittel, die den Darm irritieren (*z.B. Aloe, Rhabarberwurzel, Senna, Faulbaum, Cascara*, siehe Kap. Wirkungsweise von Abführmitteln, S. 52), überhaupt nicht zu. Daher sollen in diesem Kapitel nur die tatsächlich „natürlichen", sanften und nebenwirkungsarmen pflanzlichen Mittel näher beschrieben werden, die den Darm in seiner Verdauungstätigkeit unterstützen, aber keinen Stuhlgang erzwingen, wie dies die darmirritierenden Mittel tun. Bei den natürlich wirkenden pflanzlichen Abführmitteln handelt es sich ausschließlich um Ballaststoffe.

Vorsicht vor bestimmten pflanzlichen Abführmitteln.

Was sind eigentlich Ballaststoffe?

Ballaststoffe ist ein Sammelbegriff für alle Bestandteile pflanzlicher Lebensmittel, die durch die Verdauungsenzyme des Menschen nicht abgebaut werden können. Einige Stoffe haben daher für Menschen Ballaststoffcharakter, für Wiederkäuer, die diese Stoffe verdauen können, hingegen nicht. Bei den Pflanzen sind die Ballaststoffe meist Bestandteile der Zellwände, die den Zellinhalt verpacken und schützen, weshalb sie sehr stabil gegenüber mechanischen und chemischen Angriffen von außen sein müssen. Ballaststoffe kommen nur in Pflanzen, nicht aber in Tieren oder tierischen Produkten vor.

Ballaststoffe kommen nur in Pflanzen vor.

Die meisten Ballaststoffe (außer Lignin) sind aus kettenartig miteinander verbundenen Zuckern aufgebaut, ähnlich wie dies bei der Stärke der Fall ist. Sowohl bei Ballaststoffen, als auch bei der Stärke handelt es sich also um sogenannte Polysaccharide. Dem Menschen fehlen jedoch die Enzyme, die nötig sind, um die Ketten der Ballaststoffe zu spalten. Deshalb kann er zwar Stärke (hierfür besitzt er die entsprechenden Enzyme), nicht jedoch die Ballaststoffe verdauen. Bakterien besitzen teilweise die Fähigkeit, diese Ballaststoffe aufzuspalten. Lignin ist als einziger Ballaststoff nicht aus Zuckern aufgebaut. Lignin kommt in allen verholzten pflanzlichen Geweben vor und kann auch von Bakterien praktisch nicht verdaut werden.

Ballaststoffe können vom Menschen nicht aufgeschlossen werden und haben daher keinen Nährwert.

Der Begriff „Ballaststoff" stammt aus der Frühzeit der Ernährungsforschung und ist daher eigentlich veraltet. Als man die Inhaltsstoffe der Nahrungsmittel zu analysieren begann, wurden die Nahrungsbestandteile den Hauptnährstoffen, nämlich den Kohlenhydraten, Eiweißen und Fetten zugeordnet. Die Bestandteile, die der Darm nicht aufnehmen konnte, waren eben der „unnütze Ballast". Ein Nahrungsmittel wurde als um so hochwertiger angesehen, je „reiner" die Hauptnährstoffe in diesem Nahrungsmittel vertreten waren. Die hochraffinierten Mehle, Zucker oder Öle hatten also die höchste Wertigkeit. So vermerkte der Chemiker Parmentier 1776: „Die Kleie ist nicht nahrhaft, weil sie eben kein Mehl enthält. Die Kunst des Müllers sollte nun darin bestehen, dem Korn diese Rinde zu entreißen … Vor allem gehören diese Stoffe, soweit sie in Getreideform vorkommen, nicht in unsere Brotnahrung." Und noch 1904 formulierte Rubner: „Die unverdaulichen Randschichten des Getreidekorns sind überflüssiger Ballast, und das alte Verfahren, Korn in einer einzigen Prozedur mit der Kleie zu vermahlen, sollte ganz aufgehoben werden." Wieviel moderner stellte Hippokrates dagegen schon im 5. Jahrhundert vor Christus fest: „Vollkornbrot reinigt die Därme und verläßt den Körper als Exkrement; weißes Brot nährt mehr und ergibt weniger Stuhl."

Ballaststoffe schützen vor Arteriosklerose und Dickdarmkrebs.

Heute wissen wir, daß die Einschätzung, Ballaststoffe als unnütz anzusehen, grundlegend falsch war. In den siebziger Jahren dieses Jahrhunderts veröffentlichten englische Ärzte ihre Erfahrungen, die sie in afrikanischen Krankenhäusern gesammelt hatten, und stellten dabei einen Zusammenhang zwischen ballaststoffarmer Kost und dem Auftreten von Zivilisationskrankheiten wie Arteriosklerose und Dickdarmkrebs fest.

Die „Verfeinerungsprozesse" der Nahrungsmittelindustrie entfernen nicht nur einen großen Teil der Ballaststoffe, sondern auch viele wertvolle Vitamine und Mineralstoffe. Gerade den Ballaststoffen werden heute zahlreiche positive Effekte zugeschrieben.

Wichtige Ballaststoffe und deren Vorkommen

Ballaststoff	hauptsächliches Vorkommen
Zellulose	Obst, Gemüse
Hemizellulose	Getreide
Lignin	verholzte Pflanzen (Kleie, Gemüse)
Pektin	Obst, Gemüse
Carubin	Johannisbrotbaumsamen
Guar	Guarbohne
Gummi arabicum	Akazien
Agar-Agar, Carrageen, Furcellaran, Alinate	Algen

In Wasser lösliche Ballaststoffe (Pektin, einige Hemizellulosen) werden beim Kochen zerstört. Darum enthält lange gekochtes Gemüse, Obst oder Getreide weniger Ballaststoffe als die entsprechende Rohkost. Nicht jeder, der sich jahrelang mit üblicher Zivilisationskost ernährt hat, verträgt allerdings gleich eine große Menge von Ballaststoffen, vor allem als Rohkost. Eine langsame, schrittweise Ernährungsänderung kann darum ggf. sinnvoll sein (siehe Kap. Ernährung, S. 71).

Rohkost enthält mehr Ballaststoffe als gekochte Nahrung.

Wie wirken Ballaststoffe?

Lebensmittel mit hohem Ballaststoffgehalt erfordern in der Regel einen höheren **Kauaufwand**. Durch das erforderliche längere Kauen und die größere Magen- und Darmfüllung wird rascher als bei ballaststoffarmer Nahrung ein **Sättigungsgefühl** erreicht. Ballaststoffe tragen daher dazu bei, ein **gün-**

Ballaststoffe haben viele günstige „Neben-wirkungen".

stiges Körpergewicht zu halten oder zu erreichen. Ballaststoffreicher Nahrungsbrei verbleibt länger im Magen und im Dünndarm, was eine verbesserte Einwirkung der Verdauungsenzyme ermöglicht. Die Aufspaltung der Nahrungsbestandteile und die Aufnahme der Nährstoffe wird verlangsamt. Dies ist inbesondere bei Zuckerkranken sehr positiv, da so **Blutzuckerspitzen vermieden** werden. Gallensäuren und Cholesterin werden von einigen Ballaststoffen sehr gut gebunden. Die Gallensäuren, die aus Cholesterin aufgebaut werden, und das Cholesterin können somit schlechter vom Darm wieder in den Körper aufgenommen werden. Auf diese Weise tragen Ballaststoffe zu einer **Cholesterinsenkung** bei. Viele Ballaststoffe können zwar nicht vom Menschen, dafür aber von bestimmten Bakterien im Darm abgebaut werden. Dabei entstehen u.a. kurzkettige Fettsäuren, die vom Darm aufgenommen werden und die ebenfalls günstig auf den Cholesterinstoffwechsel wirken (z.B. *Propionsäure*). Die Bindung, die raschere Ausscheidung und die geringere Kontaktzeit zwischen Gallensäuren und Darmwand wird mit dafür verantwortlich gemacht, daß eine ballaststoffreiche Kost vor **Dickdarmkrebs** schützt. Bestimmte bakterielle Abbauprodukte sollen auch einen antikarzinogenen (gegen Krebs gerichteten) Effekt haben (z.B. *Butyrat*). Andere **Schadstoffe und Gifte** werden ebenfalls von Ballaststoffen gebunden und zur Ausscheidung gebracht. Allerdings können Ballaststoffe auch **Medikamente und Mineralstoffe** binden und sie so teilweise an der Aufnahme hindern (*z.B. sollten cholesterinsenkende Ballaststoffpräparate nicht zusammen mit cholesterinsenkenden Medikamenten eingenommen werden, da dann deren Wirkung vermindert wird*). Die Dickdarmpassagezeit wird deutlich verringert, so daß trotz verlängerter Magen- und Dünndarmpassagezeit die Gesamtpassagezeit immer noch verkürzt wird. Der **Stuhlgang** wird also beschleunigt, der Stuhl selbst wird weicher und kann ohne größere Anstrengungen abgesetzt werden, was günstig für die Druckverhältnisse im Bauchraum und im Darm ist (siehe Kap. Folgen der Verstopfung, S. 47). Nachfolgend sind die Krankheiten aufgeführt, die durch eine reichhaltige Zufuhr von Ballaststoffen günstig beeinflußt werden. Interessanterweise sind unter diesen Krankheiten die meisten und bedeutendsten sogenannten Zivilisationskrankheiten.

Krankheiten, auf die eine reichhaltige Ballaststoffzufuhr günstig wirkt
(durch Vorbeugung oder Linderung)

Verstopfung	Übergewicht	erhöhtes Cholesterin
Bluthochdruck	Zuckerkrankheit	Arteriosklerose
Dickdarmkrebs	Gallensteine	Hämorrhoiden
Krampfadern	Blinddarmentzündung	Divertikulose (siehe S. 47)

Wieviel Ballaststoffe sollten Sie zuführen?

Die empfohlene Ballaststoffzufuhr wird mit deutscher „Hausmannskost" nicht erreicht.

Die empfohlene Zufuhr an Ballaststoffen beträgt **30 g täglich**. Die durchschnittliche Zufuhr liegt in Deutschland bei etwa 20-25 g, also knapp darunter. Aus diesem Durchschnittswert geht allerdings nicht hervor, daß viele Menschen mit ihrer Zufuhr weit über 30 g liegen, während andererseits viele Menschen deutlich unter 25 g bleiben. Es wird bei der Zufuhrempfehlung außerdem selten erwähnt, daß es sich bei den besagten 30 g um eine **Mindestzufuhr** handelt. Eine Zufuhr von 40 oder gar 50 g wäre durchaus wünschenswert (zum Vergleich: Vegetarier kommen auf Werte zwischen 30 und 70 g, Angehörige von Naturvölkern nehmen 40 bis 140 (!) g zu sich).

Um auf die empfohlene Mindestmenge von 30 g zu kommen, müssen Sie schon reichlich pflanzliche Nahrung zu sich nehmen. So müßten Sie **600 g Vollkornbrot, 2 kg Kopfsalat oder 3 kg Äpfel** verzehren, um diese Menge zu erreichen. Natürlich ernährt man sich nicht ausschließlich von Vollkornbrot, Kopfsalat oder Äpfeln, sondern nimmt stets eine Mischkost zu sich, so daß diese Berechnung eher theoretischen Charakter hat. Es wird aber anschaulich, daß wirklich große Mengen an Nahrung pflanzlicher Herkunft verzehrt werden müssen, um bedeutsame Ballaststoffmengen zuzuführen (Ballaststoffgehalte weiterer Lebensmittel siehe Kap. Lebensmittel mit hohem Gehalt an Ballaststoffen, S. 176, Näheres zu Ballaststoffen in der Nahrung siehe Kap. Ernährung, S. 71).

Ballaststoffpräparate können vorübergehend sinnvoll sein.

Was bewirken Ballaststoffpräparate?

Es kann durchaus sinnvoll sein, einen durch jahrelange ballaststoffarme Kost träge gewordenen Darm mit Ballaststoffpräparaten wieder „auf die Sprünge zu helfen". Hierzu sollten Sie folgendes bedenken:

- Ballaststoffpräparate beginnen (im Gegensatz zu darmirritierenden Abführmitteln, aber auch hochdosierter Magnesiumgabe) in der Regel **erst nach 3-4 Tagen** richtig zu wirken, da sie bei der bei Verstopften deutlich verlängerten Darmpassagezeit erst nach dieser Zeit im Dickdarm ankommen (erst bei konstanter und hoher Ballaststoffzufuhr wird sich diese Passagezeit verkürzen).
- Sie müssen bei Einnahme von Ballaststoffpräparaten **viel Flüssigkeit** zu sich nehmen. Ansonsten kann es zu erheblichen Magen-Darm-Beschwerden, im Extremfall sogar zu einem lebensgefährlichen Darmverschluß kommen.
- Besteht ein **Darmverschluß** oder der Verdacht darauf, so dürfen keine Ballaststoffe eingenommen werden.
- Betrachten Sie Ballaststoffpräparate als eine **Krücke auf dem Weg zu einer gesunden, natürlichen Verdauung**. Streben Sie langfristig eine Ernährungs- und Lebensweise an, bei der Sie ohne zusätzliche Einnahme von Ballaststoffmitteln auskommen. Es macht wenig Sinn, von Ballaststof-

fen befreites Mehl und die daraus hergestellten Produkte (*z.B. Weißbrot, Graubrot, Brötchen*) zu verzehren und zusätzlich die Weizenkleie einzunehmen, die vorher diesen Produkten entfernt wurde.

- Meiden Sie sogenannte **Ballaststoffriegel**! Diese künstlichen Nahrungsmittel zeichnen sich meist durch einen hohen Fett- und Zuckergehalt aus. Die Menge der Ballaststoffe steht oft in keinem günstigen Verhältnis zum Energiegehalt.
- Die einzelnen Ballaststoffe unterscheiden sich teilweise erheblich in ihrer Wasserbindungsfähigkeit und der Abbaurate durch Darmbakterien. Die **verschiedenen Ballaststoffpräparate** sind daher **nur bedingt untereinander vergleichbar**. So ist der Flohsamen wesentlich wirksamer als der verwandte Leinsamen (Sie benötigen eine geringere Menge, um denselben Effekt zu erzielen), ist aber auch wesentlich teurer. Nicht jeder mag Weizenkleie im Müsli oder das Gefühl der ganzen Leinsamen im Mund.Wählen Sie dasjenige Präparat, mit dem Sie die besten Erfahrungen sammeln – von der Wirkung und vom Einnahmekomfort.
- Lein- und Flohsamen haben einen hohen **Kaloriengehalt** (Weizen- oder Haferkleie nicht ganz so hoch). Übergewichtige, die Kalorien einsparen wollen, sollten trotzdem keine Angst vor diesen Ballaststoffpräparaten haben, da sie nicht nur ballaststoffreich sind, sondern außerdem viele Nährstoffe enthalten, an denen es gerade dem über- und fehlernährten Verstopften in der Regel mangelt. Werden die Ballaststoffe **vor einer Mahlzeit** mit reichlich Flüssigkeit eingenommen, so wird bereits ein gewisses Sättigungsgefühl erzielt und die Nahrungsaufnahme bei der eigentlichen Mahlzeit wird geringer ausfallen.

Ballaststoffpräparate niemals ohne reichliche Flüssigkeitszufuhr!

- Wenn Sie **Leinsamen** in der geschroteten Form bevorzugen, so achten Sie darauf, daß Sie **nur frisch geschrotete Ware** erhalten (am besten schroten Sie zuhause mit der Kaffee- oder Getreidemühle selbst Ihren aktuellen Bedarf). Das in den Leinsamen enthaltene wertvolle Öl wird bei Kontakt mit der Luft schnell ranzig. Geschroteter Leinsamen sollte nach spätestens einer Woche verbraucht sein.

Vorsicht vor Zucker in Ballaststoff-Fertigpräparaten!

- Die **fertigen Flohsamenpräparate** enthalten teilweise große Anteile an **Zucker** (bis zu 50 %!). Dadurch wird nicht nur der Ballaststoffgehalt des Mittels relativ gemindert, sondern es werden mit dem Zucker viele überflüssige Kalorien zugeführt, die zudem die Darmflora ungünstig beeinflussen.

Ballaststoffpräparate

Handelspräparate	Herkunft	Preis in DM/100 g
Linusit® Creola	Leinsamen	1,99
Semen lini (lose, Apotheke)	Leinsamen	0,89
Kneipp® Abführ Herbagran® Granulat Psyllium	Flohsamen	4,80
Agiolind Granulat®	Flohsamen	5,12
Semen psyllii (lose, Apotheke)	Flohsamen	5,87
Dr. Kousa® Weizenkleie	Weizenkleie	ca. 1,60
Haferkleie mit Keim Resana®	Haferkleie	ca. 1,60
Wiblosan®	Ballaststoffe aus Zuckerrüben	7,33
Chufas®-Nüssli	Erdmandelflocken	2,60

Dosierung der Ballaststoffe

Leinsamen	2-3mal täglich 1 Eßlöffel mit viel Flüssigkeit
Flohsamen	2-3mal täglich 1 Teelöffel mit viel Flüssigkeit
Weizen-, Haferkleie	2-3mal täglich 1 Eßlöffel mit viel Flüssigkeit

Andere Ballaststoffpräparate je nach Herstellerangaben auf der Packung

Mineralstoffe: Magnesium und Kalium fördern die Verdauung

Ohne Magnesium und Kalium ist keine reguläre Verdauung möglich.

Nicht selten geht eine Verstopfung mit einem Mangel an Magnesium und/oder Kalium einher. Die Hauptursache hierfür ist eine Ernährung, die arm an diesen wertvollen Mineralstoffen ist, sowie die Behandlung mit Medikamenten, die zu einer Verarmung an Kalium oder Magnesium führen. Die in diesem Zusammenhang wichtigsten Medikamente sind Entwässerungsmittel und vor allem Abführmittel (!). Näheres hierzu siehe Kap. Wirkungsweise von Abführmitteln, S. 52. Seltenere Ursachen werden in den jeweiligen Abschnitten zu Kalium und Magnesium genannt. Liegt ein Mangel an Magnesium oder Kalium vor, so kann unter Umständen allein die Beseitigung dieses Mangels die dadurch hervorgerufene Verstopfung beheben. Liegen neben dem Mineralmangel weitere Gründe für eine Verstopfung vor (*z.B. ballaststoffarme Ernährung, Fehler in der Lebensordnung*), so kann durch die Behebung des Mineralmangels der Stuhlgang zumindest gebessert und damit die Voraussetzung für eine Heilung geschaffen werden. Aber auch wenn kein Mangel an Magnesium besteht, kann eine hochdosierte Therapie mit einem Magnesiumpräparat aufgrund der dann abführenden Wirkung des Magnesiums zu einem normalen Stuhl führen. Magnesium wirkt dabei im Dickdarm ähnlich wie die salinischen Abführmittel (siehe Kap. Salinische Abführmittel, S. 110). Darüber hinaus fördert es über die Freisetzung eines bestimmten Hormones (Cholezystokinin-Pankreozymin) die Beweglichkeit des Dünndarms. Deshalb soll zuerst das Magnesium näher beschrieben werden.

Magnesium

Die Zufuhr liegt häufig unter dem Bedarf.

Bedarf

Der tägliche Bedarf wird mit **280-350 mg** angegeben. Dies ist aber lediglich der Bedarf für den erwachsenen „Normalbürger". Der „künstlich" erhöhte Bedarf etwa von Menschen, die Entwässerungsmedikamente einnehmen, ist hierbei nicht berücksichtigt. Aber auch durch „natürliche" Faktoren wie Schwangerschaft, Stillzeit oder intensive sportliche Betätigung kann der Bedarf deutlich über den oben angegebenen Werten liegen (Näheres hierzu siehe Ursachen eines Magnesiummangels, S. 97). In letzter Zeit wird auch darüber diskutiert, ob die offiziellen Ernährungsempfehlungen zum Magnesium nicht zu niedrig angesetzt sind und unter Umständen von einem höheren Bedarf ausgegangen werden muß.

Therapeutische Dosis

Um einem Magnesiummangel (*z.B. bei erhöhtem Bedarf*) wirksam vorbeugen zu können, sollten neben einer magnesiumreichen Ernährung (siehe Kap. Ernährung, S. 71 und Kap. Lebensmittel mit hohem Ballaststoff-, Kalium- und Magnesiumgehalt, S. 176) mindestens 200-300 mg täglich in Form eines Magnesiumpräparates zugeführt werden (siehe Handelspräparate, S. 103). Bei einem nachgewiesenen Mangel sollte die Dosis 300-600 (-900) mg betragen. Um die abführende Wirkung von Magnesium auszunutzen, sind 300-900 mg erforderlich. Die Spannbreite dieser empfohlenen Dosis ist deshalb so groß, weil hier sehr große individuelle Unterschiede existieren. Es gibt Menschen, die bereits bei Einnahme eines einzigen Beutels mit 300 mg Magnesium einen Durchfall bekommen. Andere benötigen mehrere Tage hintereinander 900 mg täglich, damit ein täglicher, halbwegs normal fester Stuhl in Gang kommt.

Chemie, Geschichte, technische Anwendung

Chemisches Symbol: Mg, Atomgewicht: 24,3. In reiner Form (die in der Natur nicht vorkommt) ist es ein silberweißes Leichtmetall. Es findet sich in zahlreichen Gesteinen (*z.B. Dolomit, Magnesit, Kieserit*), auch Meerwasser ist relativ magnesiumreich. In der Pflanzenwelt ist Magnesium das entscheidende Atom des Chlorophylls, alle grünen Pflanzen sind daher magnesiumreich. Magnesium hat über die Photosynthese (Energiegewinnung aus Sonnenlicht, bei der als „Abfall" Sauerstoff anfällt) die Entstehung der jetzigen sauerstoffreichen Erdatmosphäre und damit tierisches und menschliches Leben erst möglich gemacht. Talk, Magnesia alba, Asbest und Bittersalz sind magnesiumhaltig und werden seit langem angewendet.

Biologische Eigenschaften

Weniger als 1% im Serum

Ebenso wie Kalium befindet sich der überwiegende Teil des Magnesiums innerhalb der Zellen, mehr als die Hälfte (50-70%) ist im Knochen gebunden. Vom übrigen Magnesium befinden sich 95% in den Zellen der Organe, weniger als 1% des gesamten Magnesiumbestandes, der etwa 25 g beträgt, ist im Serum des Blutes enthalten.

Mehr als 300 Enzyme magnesium-abhängig

Mindestens 300 Enzyme sind bei ihrer Funktion auf Magnesium angewiesen. Es spielt bei der Energiegewinnung und bei der Bildung der Erbsubstanz eine wichtige Rolle. Sowohl der Fett- als auch der Kohlenhydrat- und Eiweißstoffwechsel sind auf Magnesium angewiesen. Es hat darüber hinaus einen großen Einfluß auf die Erregbarkeit von Nerven und Muskeln. Eine regelrechte Muskelkontraktion (Muskelzusammenziehung) ist ohne die Anwesenheit von Magnesium nicht denkbar. Unter Magnesiummangel kann es daher leicht zu

Muskelkrämpfen und Herzrhythmusstörungen kommen. An den Muskelzellen wirkt Magnesium als „natürlicher Kalziumantagonist“. Kalziumantagonisten (*z.B. Adalat®, Dilzem®, Isoptin®*) werden in der Medizin zur Behandlung erhöhter Blutdruckwerte eingesetzt. Recht wenig bekannt ist, daß nicht nur das Kalzium, sondern auch Magnesium eine große Bedeutung für die Knochenfestigkeit besitzt. Bei Magnesiummangel kann das im Knochen gespeicherte Magnesium mobilisiert werden, um einen starken (und für den Organismus bedenklichen) Abfall des Serumgehaltes zu verhindern. Der Preis dafür ist dann allerdings eine mangelnde Knochenfestigkeit.

Serumbestimmung oft trügerisch

Wie kann ein Magnesiummangel festgestellt werden?

Die einfachste Methode ist die Bestimmung des Magnesiumgehaltes im Serum. Wie oben gezeigt wurde, befindet sich allerdings nur der geringste Teil des Gesamtbestandes an **Magnesium im Serum**, wohingegen der überwiegende Teil in den Zellen und im Knochen konzentriert ist. Der Serumgehalt vermag daher nur sehr bedingt Auskunft darüber zu geben, ob insgesamt ein Mangel herrscht. So ist es durchaus denkbar, daß vorübergehend durch plötzliche starke Verluste (*z.B. durch einen Alkoholexzeß oder unmittelbar nach einer Durchfallerkrankung*) der Gehalt im Serum deutlich unterhalb der Norm liegt, während die Magnesiumreserven in den Zellen noch nicht wesentlich betroffen sind. Andererseits können bei chronischen Verlusten (*z.B. durch Fehlernährung oder dauernden Abführmittelgebrauch*) die Reserven im Körper schon deutlich angegriffen sein, während durch Kompensationsmechanismen des Organismus der Serumgehalt gerade noch im Normbereich oder nur geringfügig darunter gehalten wird. **Eine Hypomagnesiämie (erniedrigtes Magnesium im Blut) ist also nicht unbedingt mit einem Magnesiummangel gleichzusetzen. Ebensowenig gibt ein normaler Wert die Sicherheit, daß kein Mangel besteht.** Wiederholt erniedrigte Werte sprechen allerdings schon für einen Magnesiummangel, insbesondere dann, wenn auch entsprechende Symptome bestehen (siehe Symptome eines Magnesiummangels, S. 95).

Der Normwert beträgt 0,74-1,08 mmol/l oder 1,8-2,6 mg/dl (je nach Labormethode sind hiervon gewisse Abweichungen möglich).

Etwas genauer, aber auch aufwendiger als die alleinige Serumbestimmung ist die gleichzeitige **Bestimmung von Serum- und Vollblutgehalt**. Hieraus kann der Gehalt in den roten Blutkörperchen (Erythrozyten) berechnet werden. Dieser Gehalt in den Erythrozyten spiegelt recht gut den Gehalt in den anderen Körperzellen wider. Fehler sind hierbei allerdings auch möglich.

Vollblutbestimmung aussagekräftiger

Die wohl genaueste, aber auch mit Abstand aufwendigste Methode, die deshalb nicht routinemäßig angewandt wird, ist ein **Magnesiumbelastungstest**. Dabei wird eine Infusionslösung mit 30 mmol Magnesium langsam intravenös verabreicht. Erscheint innerhalb der nächsten 24 Stunden mehr als 60% dieser Magnesiummenge im Urin (es muß nach der Infusion 24 Stunden lang Urin gesammelt werden), so kann ein Mangel ausgeschlossen werden. Bei einer Ausscheidung von weniger als 50% ist ein Magnesiummangel anzunehmen.

Urinbestimmungen auf Magnesium sind dann sinnvoll, wenn erhöhte Verluste über die Niere angenommen werden. Wenn bei einem erniedrigten Serummagnesium erhöhte Werte im Urin vorliegen, darf ein solcher Verlust angenommen werden (*z.B. bei Zuckerkrankheit, Nierenkrankheiten oder durch Entwässerungsmittel*).

Symptome eines Magnesiummangels

Wadenkrämpfe lassen immer an Magnesiummangel denken.

- Muskelkrämpfe (besonders Wadenkrämpfe; zwar ist ein Magnesiummangel nicht die Ursache jeden Wadenkrampfes, jedoch sollte man bei jedem Wadenkrampf an diese Möglichkeit denken)

Vielfältige Symptomatik eines Magnesiummangels

- Muskelzittern
- Muskelschwäche
- Übererregbarkeit, Unruhe
- Konzentrationsschwäche
- Angstgefühle
- Depressionen
- Müdigkeit
- Schlaflosigkeit
- Rasche körperliche und psychische Erschöpfbarkeit
- Kopfschmerzen, Neigung zu Migräne
- Darmkrämpfe
- Übelkeit, Appetitlosigkeit
- Verstopfung (auch Verstopfung im Wechsel mit Durchfall ist möglich)
- Krämpfe der Herzkranzgefäße mit Angina pectoris (daran sollte gedacht werden, wenn bei einer Herzkatheteruntersuchung wegen Angina pectoris = Herzenge keine Verengungen der Kranzgefäße gefunden werden, die die Beschwerden ausreichend erklären)
- Erhöhte Digitalisempfindlichkeit (die Möglichkeit einer Vergiftung mit diesen Herzstärkungsmitteln aus dem Fingerhut nimmt bei Magnesiummangel zu)
- Herzrhythmusstörungen wie ventrikuläre Extrasystolen (Extraschläge), Tachykardien (sehr schnelles Herzschlagen), absolute Arrhythmien (völlig unregelmäßiges Herzschlagen)
- Nierensteine (Kalziumoxalat)
- Bei schwerem Magnesiummangel sind Verschlechterungen

des Fettstoffwechsels (Erhöhung des „schlechten“ LDL-Cholesterins, Erniedrigung des „guten“ HDL-Cholesterins) beschrieben.

- Die Neigung zur Gerinnselbildung (Thrombosen, Embolien) ist im Magnesiummangel verstärkt.
- Bei Frauen kann es zu Störungen der Menstruation mit stärkeren Blutungen als üblich oder Dysmenorrhö (sehr schmerzhafte Periode) kommen.
- In der Schwangerschaft erhöht ein Magnesiummangel die Wahrscheinlichkeit einer Eklampsie (EPH-Syndrom mit Ödemen, Eiweiß im Urin und Bluthochdruck) oder von vorzeitigen Wehen.
- Auch eine erhöhte Brüchigkeit der Fingernägel, vermehrter Haarausfall und eine größere Kariesanfälligkeit wurden bei Magnesiummangel beschrieben.

Die meisten dieser Symptome sind sehr unspezifisch. So können Kopfschmerzen oder eine Depression sehr viele Ursachen haben, von denen ein Magnesiummangel nur eine mögliche ist. Nicht alle diese Symptome können daher mit Magnesium erfolgreich behandelt werden. Liegen aber mehrere dieser Symptome bei einem gleichzeitig laborchemisch nachgewiesenen Magnesiummangel vor, so könnte die Symptomatik mit Magnesium entscheidend gebessert werden.

Ursachen eines Magnesiummangels

Vielfältige Ursachen eines Magnesium-mangels

- Eine zu **geringe Zufuhr an Magnesium mit der Nahrung** ist eine der Voraussetzungen für die Entstehung eines Magnesiummangels. Viele der in Industrienationen bevorzugten Nahrungsmittel zeichnen sich nicht gerade durch einen Magnesiumreichtum aus (*z.B. Fleisch, Wurst, Fette, zuckerhaltige Produkte, Weißmehlprodukte*). Das Problem wird durch überdüngte, aber an Magnesium nicht selten ausgelaugte Böden verschärft.

Alkohol, Zucker, Salz, Fett und Eiweiß sind „Magnesium-räuber".

- **Alkoholzufuhr** führt zu verstärkten Magnesiumverlusten über die Niere. So ist nach Genuß einer Flasche Wein der Magnesiumstoffwechsel für mehrere Tage durcheinander. Chronische Alkoholzufuhr ist fast immer von einem Magnesiummangel begleitet, da neben den erhöhten Verlusten über die Niere meist gleichzeitig keine ausreichende Versorgung über die Nahrung gewährleistet ist. Alkohol hemmt darüber hinaus auch die Aufnahme von Magnesium aus dem Magen-Darm-Trakt.
- Eine **hohe Natriumzufuhr** (in Form von Kochsalz) erhöht die Ausscheidung von Magnesium über die Niere.
- Eine **fettreiche Kost** behindert die Aufnahme von Magnesium im Darm.
- **Zucker** führt ebenfalls zu einer verminderten Magnesiumaufnahme.
- Dasselbe gilt bei einer **eiweißreichen Kost** (die deutsche Durchschnittskost ist zu salzig, zu fett, zu zuckerhaltig **und** zu eiweißreich; alle Faktoren einer Ernährung, die einen Magnesiummangel begünstigt, sind also erfüllt!).
- Ein **hoher Kalziumgehalt** in der Nahrung soll die Aufnahme von Magnesium behindern, da im Darm angeblich nur ein Transportmechanismus für beide Minerale existiert. Das würde bedeuten, daß eine großzügige Zufuhr von Milch, Milchprodukten oder Kalziumpräparaten, wie dies zur Vorbeugung und Behandlung der Osteoporose empfohlen wird, möglicherweise einen Magnesiummangel zur Folge hat, der wiederum zu einer verminderten Knochenfestigkeit beiträgt. Dies ist jedoch noch in der Diskussion.
- **Erbrechen** oder **Durchfall**

- Angeborene oder erworbene **Darmschäden** (*z.B. Teilentfernung des Dünndarms, Darmfisteln*).
- **Darmerkrankungen** (*z.B. Steatorrhö = Fettstühle bei bestimmten Bauchspeicheldrüsenerkrankungen, entzündliche Darmerkrankungen wie Morbus Crohn*)
- Bei einer **Zuckerkrankheit mit schlechter Blutzuckereinstellung** geht durch die erhöhte Zucker- und Wasserausscheidung über die Niere auch vermehrt Magnesium verloren (je mehr Zucker im Urin erscheint, desto größer sind auch die Magnesiumverluste).
- **Leberzirrhose**, besonders im Endstadium
- Akute **Bauchspeicheldrüsenentzündung**
- **Schilddrüsenhormone** (bei einer Schilddrüsenüberfunktion) führen ebenfalls zu Magnesiumverlusten über die Niere.
- Dasselbe gilt für einen **erhöhten Kalziumgehalt des Blutes** (Hyperkalzämie).
- Katecholamine, die sogenannten „**Streß-Hormone**" haben denselben Effekt, was besonders fatal ist, da Magnesium gewissermaßen ein „Anti-Streß-Mineral" ist, welches eine Übererregbarkeit dämpfen hilft.

Streß führt zu Magnesiumverlusten.

- **Kortison** und dessen chemische Abkömmlinge verstärken auch die Ausscheidung von Magnesium über die Niere. Das Kortison kann aus einer erhöhten Eigenproduktion stammen, wie sie bei bestimmten Stoffwechselerkrankungen vorkommt, oder aus kortisonhaltigen Medikamenten.

Bestimmte Medikamente begünstigen Magnesiummangel.

- Andere Medikamente, die die Magnesiumausscheidung über die Niere fördern, sind **Entwässerungsmittel** und **Digitalispräparate** (Herzstärkungsmittel aus dem Fingerhut). Bei sogenannten kaliumsparenden Entwässerungsmitteln wird nicht nur Kalium, sondern auch Magnesium eingespart und die Gefahr eines Mangels ist geringer.

- Auch für Methylxanthine, d.h. für Theopyhillin (in bestimmten **Asthmamitteln**) und **Koffein**, werden Magnesiumverluste über die Niere diskutiert, wenn diese Mittel in hohen Dosen eingenommen werden.
- Weitere Medikamente, die – über unterschiedliche Wirkmechanismen – zu Störungen des Magnesiumhaushaltes im Sinne eine Verarmung führen können, sind einige **Antibiotika** (Gentamicin, Amphotericin B, Carbenicillin, Ticerallin), **Zytostatika** (Mittel zur Krebsbekämpfung, in erster Linie Cisplatin), **Hormone** (Insulin, Schilddrüsenhormone, Wachstumshormone, Parathormon, Aldosteron) sowie **D-Penicillamin** (ein Rheumamittel) und **Ciclosporin** (ein Mittel, welches bei Organtransplantationen zur Vermeidung von Abstoßungsreaktionen eingesetzt wird).

Abführmittel sind hierbei besonders bedenklich.

- Eine ganz besondere Bedeutung bei der Entwicklung eines Magnesiummangels haben die **Abführmittel**. Prinzipiell kann jedes Abführmittel – selbst Leinsamen – wenn es in hoher Dosis über längere Zeit eingenommen wird, zu Magnesiumverlusten über den Darm führen. Besonders bedenklich in dieser Hinsicht sind jedoch die darmirritierenden Abführmittel (siehe Kap. Wirkungsweise von Abführmitteln, S. 52). Es wird hier also ein Teufelskreis aus Verstopfung -> Abführmittelgebrauch -> Magnesiummangel -> Verstopfung in Gang gesetzt.
- **Schwangerschaft und Stillzeit** führen über die Deckung des Bedarfes beim Foeten bzw. Säugling zu Verlusten bei der Mutter.
- Im **Hungern**, **Fasten** oder bei **intravenöser Ernährung** ohne Berücksichtigung von Magnesium wird die Magnesiumbilanz ebenfalls negativ (täglicher Verlust von ca. 125 mg).

- Auch **Sport** oder **körperliche Arbeit mit starkem Schwitzen** kann zu einem Mangel führen.
- Ebenso kann **Streß** über die dabei freigesetzten Katecholamine einen Magnesiummangel begünstigen.

Therapeutische Anwendung

Vielfältige Anwendungsmöglichkeiten

- **Muskelkrämpfe:** Die Mehrzahl der Muskelkrämpfe reagiert sehr gut auf Magnesiumgaben, hier ist Magnesium geradezu das Mittel der Wahl.
- **Herzrhythmusstörungen:** Magnesium wirkt hier – vor allem, wenn ein Mangel vorliegt, aber nicht nur dann – stabilisierend.
- Bei **Spasmen** (Gefäßkrämpfe) der Herzkranzgefäße ist Magnesium (neben Kalziumantagonisten) das Mittel der Wahl, um solche Krämpfe mit nachfolgenden Angina-pectoris-Anfällen zu verhindern.
- **Herzinfarkt und koronare Herzkrankheit:** Bei rechtzeitiger Gabe von Magnesium (intravenös) kann die Sterblichkeit beim Herzinfarkt deutlich reduziert werden, auch bei koronarer Herzkrankheit scheint es vorbeugende Effekte durch Magnesium zu geben.
- **Verstopfung:** Es sollte mit einer Dosis von etwa 300 mg Magnesium begonnen werden. Tritt darunter noch keine Verbesserung ein, kann die Dosis auf 600-900 mg gesteigert werden. Das Magnesium sollte bei Verstopfung nicht in Form von Tabletten, sondern als in Wasser gelöstes Pulver eingenommen werden. Magnesium regt einerseits die Tätigkeit der Darmmuskelzellen an, wenn diese durch einen Magnesiummangel beeinträchtigt sind, andererseits wirkt es abführend, da in der Regel nicht das ganze Magnesium im Darm aufgenommen wird.
- **Vegetative Dystonie**: Magnesium wirkt hier beruhigend und ausgleichend.

- **Bluthochdruck**: Magnesium wirkt milde blutdrucksenkend.
- **Schwangerschaft**: Vorbeugend gegen Frühgeburt, Eklampsie, unter der Geburt bei zu starker, spastischer Wehentätigkeit. Besonders im letzten Schwangerschaftsdrittel ist der Magnesiumbedarf stark erhöht.
- **Nierensteine**: Vorbeugend bei Kalziumoxalatsteinen.
- **Alkohol**: Hoher Alkoholkonsum fördert Magnesiumverluste über die Niere.
- **Allergien**: Leichte antiallergische Wirkung.
- **Dysmenorrhö** (schmerzhafte Regelblutung mit Krämpfen): Hier sollte Magnesium zur Linderung der Krämpfe – am besten schon einige Tage vor Beginn der Regel – in hoher Dosis (300-600 mg, je nach Verträglichkeit) eingesetzt werden.
- **Krämpfe bei Neugeborenen und Säuglingen**: Die stillende Mutter sollte ausreichend mit Magnesium versorgt sein, um die Magnesiumversorgung des Kindes sicherzustellen. Bei mit der Flasche ernährten Kindern kann – nach Rücksprache mit dem Arzt – die Flaschennahrung mit kleinen Mengen von Magnesium ergänzt werden.
- **Sportler** (insbesondere Ausdauersportler): haben einen erhöhten Bedarf an Magnesium, welches großzügig ergänzt werden sollte.

Bei Auftreten dünner Stühle – Dosis reduzieren

Gegenanzeigen und Nebenwirkungen

ACHTUNG: Nicht – oder nur nach ärztlicher Rücksprache – bei **eingeschränkter Nierenfunktion** (Kreatininwert über 1,5 mg/dl) anwenden! Bei **Myasthenia gravis** oder einem **AV-Block am Herzen** (bestimmte Reizleitungsstörung) darf Magnesium nicht als Injektion oder Infusion verabreicht werden. Hohe Dosen können zu **dünnen Stühlen** führen. Die Dosis sollte dann reduziert oder über den Tag verteilt werden.

Vorkommen

Grüne Gemüse, Vollkornprodukte, Nüsse, Hülsenfrüchte, besonders Sojabohnen, Kakao, magnesiumreiche Mineralwässer (ca. 100 mg/l oder mehr).

Magnesiumpräparate

Handelspräparat	Dosis/Einheit in mg	Preis/100 mg in DM
Biomagnesin® Lutschtabl.	43	0,29
magnerot N Tabl.	49	0,22
Magnesium-Diasporal® N Lutschtabl.	99	0,25
Magnesium-Diasporal® N 300 Granulat	296	0,20
Magnesium-Optopan Kps.	151	0,18
Magnesium-ratiopharm® Kautabl.	122	0,22
Magnetrans® forte Kps.	151	0,22
Mg 5-Longoral® Kautabl.	122	0,23
Chelated Magnesium Tabl. (Formula)	400	0,10
Magnesium-400 Tabl. (Orthica)	400	0,11
Magnesiumzitrat (lose, Apotheke)	1 gehäufter TL = ca. 450	0,08 (bei 250 g)

ACHTUNG: Magnesiumpräparate sollten nicht zusammen mit Kalziumpräparaten eingenommen werden (oder mit Milch), da Magnesium und Kalzium sich möglicherweise gegenseitig in der Aufnahme aus dem Darm behindern. Ist die Zufuhr von Kalzium **und** Magnesium sinnvoll (*z.B. bei Muskelkrämpfen, bei Knochenschwund*), sollten keine Kombinationspräparate eingenommen werden, sondern zwei Einzelpräparate mit einem Abstand von mehreren Stunden bei der Einnahme.

Eine ganze Reihe von Präparaten enthält relativ wenig Magnesium. Eine effektive Therapie beginnt ab einer Dosis von mindestens 200 mg täglich – also sollten entweder hoch dosierte Präparate oder von niedrig dosierten Präparaten mehrere Dosen am Tag eingenommen werden.

Ausreichende Mengen von Magnesium führen fast immer zum Stuhlgang.

Magnesium als Abführmittel

- Nehmen Sie zunächst ca. 300 mg Magnesium möglichst in Pulverform mit viel Flüssigkeit abends ein.
- Steigern Sie die Dosis alle zwei Tage auf 600 bzw. 900 mg (2- bzw. 3mal 300 mg).
- Hierunter kommt praktisch immer ein Stuhlgang zustande.
- Wird der Stuhl zu dünn, so reduzieren Sie die Dosis etwas.
- Befolgen Sie auch die in den anderen Kapiteln gegebenen Ratschläge zur Stuhlnormalisierung, wobei insbesondere die Ernährung nach und nach in Richtung auf ballaststoffreiche Kost umgestellt werden sollte, und berücksichtigen Sie bitte auch die ordnungstherapeutischen Hinweise.
- Magnesium kann dann möglicherweise langsam und schrittweise ausgeschlichen werden (z.B. jede Woche 100 mg täglich weniger).

Kalium

Bedarf

Der tägliche Bedarf wird mit 3000-4000 mg angegeben. Die Zufuhr von Kalium sollte doppelt so hoch wie die von Natrium sein, in der bundesdeutschen Ernährung ist es jedoch eher umgekehrt. Der menschliche Organismus ist durch die Evolution auf eine kaliumreiche (viel Pflanzen) und natriumarme (wenig Kochsalz in den natürlichen Lebensmitteln) Ernährung eingestellt. Daher besitzt der Körper gute Natrium-, aber nur geringe Kalium-Sparmechanismen.

Therapeutische Dosis

Bei einem Kaliummangel sollten 2-6 g täglich zusätzlich zum in der Nahrung enthaltenen Kalium zugeführt werden.

Chemie, Geschichte, technische Anwendung

Chemisches Symbol: K, Atomgewicht 39,1. Reines Kalium kommt in der Natur nicht vor, da es sofort mit Wasser und Luft reagiert. Es ist in großen Mengen in Pflanzen zu finden, Pflanzenasche bezeichnet man auch als „Kali", die englische Bezeichnung für Kalium ist zutreffend „Potassium". In der Landwirtschaft ist es als Dünger von großer Bedeutung.

Biologische Eigenschaften

Weniger als 2% im Serum

Kalium ist nach Kalzium und Phosphor der am häufigsten im Körper vorkommende Mineralstoff, in den Zellen ist Kalium sogar der häufigste Mineralstoff. Der Körper enthält etwa 140 g Kalium. Über 90% des Kaliums im Körper befindet sich innerhalb der Zellen. Die Kaliumkonzentration in den Zellen ist etwa 30-40mal so groß wie außerhalb.

Keine Nerven- oder Muskeltätigkeit ohne Kalium

Diese Konzentrationsunterschiede sind die Grundlage für die Erregbarkeit von Nerven- und Muskelzellen. Störungen im Kaliumhaushalt – sowohl ein Zuviel, als auch ein Zuwenig – stören daher die Funktion aller Nerven- und Muskelzellen. Nur die Anwesenheit von Kalium (und Natrium) ermöglicht den Transport des Energieträgers Zucker aus dem Blut in die Zellen. Kalium reguliert den Wasserhaushalt und den Säure-Basen-Haushalt. Es ist wichtig bei der Herstellung von Eiweiß und der Aktivität einiger Enzyme. Kalium steigert die Glykolyse (Abbau von Stärke), die Lipolyse (Abbau von Fett) und die Gewebsatmung. Auch für die Ausschüttung von Hormonen (Insulin, Kortison) sowie für die Säurefreisetzung im Magen ist es bedeutsam.

Wie kann ein Kaliummangel festgestellt werden?

Hier gilt im wesentlichen dasselbe wie beim Magnesium – mit einem Unterschied: Liegt ein erniedrigter Serumwert vor (Hypokaliämie), kann in der Regel auch von einem Kaliummangel im gesamten Körper ausgegangen werden. Der Normwert beträgt 3,5–5,5 mmol/l.

Bei einem Kaliumbelastungstest werden innerhalb von 2 Stunden 6 g Kalium oral (über den Mund) zugeführt. Werden innerhalb von 24 Stunden im Sammelurin weniger als 5 g ausgeschieden, so spricht dies für einen Kaliummangel.

Symptomatik meist unspezifisch

Symptome eines Kaliummangels

- **Unruhe, Verwirrtheit,** später **Müdigkeit** und **Apathie**
- **Appetitlosigkeit, Übelkeit**
- Körperliche und muskuläre **Schwäche** bis hin zu Lähmungen
- **Verstopfung**
- **Herzrhythmusstörungen** bis zum lebensgefährlichen Kammerflimmern
- **Verminderte Glukosetoleranz** (höherer Blutzucker bei Belastung mit zuckerhaltigen Nahrungsmitteln).

Vielfältige Ursachen eines Mangels

Ursachen eines Kaliummangels

- Verminderte Zufuhr durch **Fehlernährung**, **Alkoholismus** oder bei **Anorexia nervosa** (Magersucht).
- Starkes **Erbrechen** oder heftige **Durchfälle** gehen häufig mit größeren Kaliumverlusten einher.
- Häufiges, starkes **Schwitzen** durch Sport, Sauna, körperliche Arbeit (1 Liter Schweiß enthält etwa 200 mg Kalium).

Beim Sport und bei anderen Tätigkeiten mit starker muskulärer Belastung kommt es zunächst zu einem Ausstrom von Kalium aus den Muskelzellen ins Blut. Von dort wird das Kalium über die Niere ausgeschieden, Kalium geht dabei also nicht nur über den Schweiß, sondern auch über den Urin verloren.

- Interessant und wenig bekannt ist, daß ein starker Genuß von **Lakritze** zu einem deutlichen Kaliummangel führen kann. Dabei müssen allerdings über längere Zeit größere Mengen verzehrt werden (*z.B. täglich etwa 100 g über mehrere Wochen*).
- **Fisteln** im Magen-Darm-Trakt
- Bestimmte **Nierenerkrankungen** (fortgeschrittene Nierenschwäche führt hingegen zu erhöhten Werten)
- **Zuckerkrankheit**
- **Cystinose** (eine seltene Stoffwechselstörung)
- **Leberzirrhose**
- **Herzschwäche** mit Ödemen
- Einige **hormonelle Störungen** (*z.B. primärer oder sekundärer Hyperaldosteronismus, Morbus Cushing, ektope ACTH-Produktion*)
- Seltene **Erbkrankheiten** (*z.B. familiäre Hypokaliämie*)
- An Medikamenten sind **Entwässerungsmittel** und **Kortison**-Präparate zu nennen, die beide über die Niere zu Kaliumverlusten führen. Bei sogenannten kaliumsparenden Entwässerungsmitteln ist diese Gefahr geringer.
- Auch für Methylxanthine, d.h. für Theopyhillin (in bestimmten **Asthmamitteln**) und **Koffein**, werden Kaliumverluste über die Niere diskutiert, wenn diese Mittel in hohen Dosen eingenommen werden.

Mangel durch bestimmte Medikamente möglich

- Wie schon beim Magnesium führen **Abführmittel** im Dauergebrauch auch zu einem Kaliummangel, wobei besonders die darmirritierenden Mittel bedeutsam sind. Auch hier kommt es zu einem Teufelskreis aus Verstopfung -> Abführmittelgebrauch -> Kaliummangel -> Verstopfung.

Therapeutische Anwendung

- Bei regelmäßiger Einnahme von **Medikamenten**, die die Kaliumausscheidung fördern (*z.B. Entwässerungsmittel, Abführmittel, Kortison-Präparate*).
- Auch bei Einnahme von **Digitalis**-Präparaten (Herzstärkungsmittel aus dem Fingerhut) sollte auf eine großzügige Kaliumzufuhr mit der Nahrung oder ggf. mit Kalium-Präparaten geachtet werden, da ein Kaliummangel die Empfindlichkeit für Digitalis gefährlich erhöht.
- Häufiges starkes **Schwitzen** (z.B. häufige Saunabesuche, Ausdauersport)
- **Bluthochdruck:** Kalium ist der „natürliche Gegenspieler" des Natrium (aus dem Kochsalz). Die Zufuhr von Kalium sollte doppelt so hoch wie die von Natrium sein, in der bundesdeutschen Ernährung ist es jedoch eher umgekehrt. Bei hierfür empfindlichen (sog. „salzsensitiven") Menschen kann dies zu Blutdruckerhöhungen führen. Durch Kochsalzbeschränkung und reichliche Zufuhr von Kalium kann der Blutdruck günstig beeinflußt werden.

Bei Kalium-einnahme Kreatinin– und Kaliumspiegel im Blut bestimmen!

Gegenanzeigen und Nebenwirkungen

ACHTUNG: Nicht bei **Hyperkaliämie** (zuviel Kalium im Blut) oder **eingeschränkter Nierenfunktion** einnehmen! Die Einnahme von Kalium kann zu Übelkeit, Blähungen und Durchfällen führen. Die Gabe von retardierten Präparaten (verzögerte Wirkstofffreigabe) kann bei empfindlichen Menschen zu Magen-Darm-Schleimhautschäden und Blutungen führen.

Vorkommen

Gemüse, Obst, Nüsse, Pilze, Hülsenfrüchte, Vollkornprodukte.

Kaliumpräparate

Handelspräparat	Dosis/Einheit in mg	Preis/g in DM
Kalinor®-Brausetabl.	1560	0,61
Kalinor®-retard P Kps.	315	0,90
Kalitrans® Brausetabl.	985	0,61
Kalium-Duriles® Retardtabl.	394	0,72
KCl-retard Zyma®	315	0,90
Rekawan®-Granulat	528	0,61
Rekawan®-Kps.	315	0,61
Rekawan®-Filmtabl.	528	0,47
Kalziumzitrat (lose, Apotheke)	1 gehäufter TL = ca. 2000	0,31 (bei 250 g)

ACHTUNG: Nehmen Sie Kaliumpräparate immer **nach** den Mahlzeiten mit reichlich Flüssigkeit ein.

- Während Magnesium auch zur Behandlung einer Verstopfung eingesetzt werden kann, ohne daß ein Magnesiummangel nachgewiesen ist, sollte Kalium nur bei einem belegten Kaliummangel als zusätzliches Präparat zugeführt werden.
- Bei Verstopfung liegt allerdings nicht selten ein solcher Mangel vor.
- Häufig treten Magnesium- und Kaliummangel gemeinsam auf; ersetzen Sie dann beide Mineralstoffe großzügig mindestens bis zur Normalisierung der Blutwerte bzw. bis zum Verschwinden der durch den Mangel hervorgerufenen Symptome.

Ein Kaliummangel wird bei Zufuhr von Kalium und Magnesium rascher beseitigt.

Salinische Abführmittel: Das gute, alte „Glaubern“

Glauber- und Bittersalz – bewährte und zuverlässige Abführmittel

Ein bewährtes Abführmittel ist das **Glaubersalz**. Dabei handelt es sich um Natriumsulfat. Sulfate sind Salze, die im Darm praktisch nicht in den Körper aufgenommen werden. In letzter Zeit wird diskutiert, daß geringe Mengen des Natriums bzw. beim Bittersalz des Magnesiums doch aufgenommen werden, es handelt sich dabei in der Regel aber nicht um bedeutsame Mengen. Patienten mit Herzinsuffizienz (Herzmuskelschwäche) oder Niereninsuffizienz (eingeschränkte Nierenleistung) sollten vor einer Einnahme salinischer Abführmittel sicherheitshalber ihren Arzt befragen. Da das Glaubersalz eine starke Wasserbindungsfähigkeit hat, vergrößert es so das Stuhlvolumen und macht ihn weicher. Bei Einnahme großer Mengen Glaubersalz können sogar wässrige Durchfälle erzeugt werden. Für **Bittersalz**, ein Magnesiumsulfat, gilt prinzipiell dasselbe wie für Glaubersalz. Unter Berücksichtigung des häufig bei Verstopften bestehenden Magnesiummangels und der Möglichkeit der Aufnahme geringer Mengen des Magnesiumanteils wäre das Bittersalz gegenüber dem Glaubersalz sogar zu bevorzugen. Der abführende Effekt von Heilwässern beruht meist auf einem hohen Gehalt an Glauber- bzw. Bittersalz. Da es sich um Salze handelt (sal = Salz), werden diese Mittel als salinische Abführmittel bezeichnet.

Jeder braucht seine individuelle Dosis.

Wie werden salinische Abführmittel eingenommen?

Mit einer genügend hohen Dosis an diesen Mitteln können Sie zuverlässig einen weichen Stuhl, auf Wunsch sogar einen Durchfall erzeugen. So beginnt eine Heilfastenkur in der Regel mit dem sogenannten „**Glaubern**“, einer drastischen Darmentleerung, die den Einstieg in das Fasten erleichtert. Dabei werden 2-4 gehäufte EL Glaubersalz (Bittersalz ist auch möglich) in 1/2 l Wasser aufgelöst und innerhalb einiger Minuten getrunken. In den nächsten Stunden soll reichlich Flüssigkeit nachgetrunken werden. Eine oder mehrere heftige Darmentleerungen setzen in den nächsten Stunden ein. Die Menge des einzunehmenden Salzes richtet sich nach den üblichen Stuhlgewohnheiten. Wer eine rasche Verdauung hat, kommt meist mit 1–2 EL aus, die meisten Menschen mit normalem Stuhlgang sollten 3 EL nehmen und Faster mit Neigung zu Verstopfung benötigen 4 EL.

Viel trinken!

Wenn Sie keine drastische Entleerung möchten, sondern „nur" einen normalen, weichen Stuhl, so müssen Sie sich schrittweise an die richtige Dosis herantasten. Jeder benötigt seine individuelle Dosis. Beginnen Sie am besten mit der abendlichen Einnahme von einem TL Glauber- oder Bittersalz in 1/2 l Wasser. Kommt es dabei am nächsten Morgen zum gewünschten Stuhl, so haben Sie schon die richtige Dosis gefunden. Ist die Wirkung hingegen noch nicht ausreichend, so sollten Sie die Dosis nach jeweils drei Tagen um einen TL steigern, bis Sie die richtige Dosis gefunden haben. Viele werden dabei mit zwei, drei oder vier TL gut auskommen, in hartnäkkigen Fällen kann die erforderliche Dosis aber auch einmal deutlich höher liegen. Bei einer Dosis von mehreren TL sollten Sie allerdings auch mehr als 1/2 l Flüssigkeit dazu trinken. Wird der Stuhl zu dünn, so sollten Sie mit der abendlichen Dosis etwas zurückgehen. Kommt es bei abendlicher Einnahme schon in der Nacht zu erheblichem Stuhldrang, so daß die Nachtruhe in unangenehmer Weise gestört wird, können Sie das Salz auch morgens einnehmen, damit Sie am späten Vormittag Ihren Stuhlgang haben.

Glauber- oder Bittersalz können Sie sich in loser Form in jeder Apotheke besorgen. Es gibt außerdem ein industriell hergestelltes Fertigpräparat (**F.X. Passage-Salz**), welches neben Bittersalz noch Weinsäure, Zitronensäure, Carbonat, Aromen und Süßstoff enthält. In Wasser gelöst ergibt dieses Mittel ein sprudelndes und relativ angenehm schmeckendes Getränk. Sie können bei der Dosierung wie beim Glaubersalz vorgehen, d.h. zunächst mit einem TL beginnen. Auch **stark sulfathaltige, natürliche Heilwässer** können eingesetzt werden.

Gegenanzeigen und Nebenwirkungen salinischer Abführmittel

- Nicht bei Ileus (Darmverschluß) anwenden!
- Diese Salze haben nicht die Nebenwirkungen der darmirritierenden Abführmittel (siehe Kap. Wirkungsweise von Abführmitteln, S. 52), jedoch kann es bei längerer Anwendung auch zu Magnesium- und Kaliumverlusten mit allen sich daraus ergebenden Folgen kommen (siehe Kap. Mineralstoffe, S. 91).
- Wie bei anderen Abführmitteln auch sind bei längerer Anwendung gewisse Gewöhnungseffekte möglich.

Auch salinische Abführmittel sollten nicht auf Dauer angewendet werden.

Aufgrund der Gewöhnungsgefahr und der Möglichkeit der Elektrolytverluste sollten auch salinische Abführmittel nur gelegentlich (*z.B. bei passagerer Verstopfung auf Reisen*) und nicht länger als einige Wochen eingenommen werden. Wenn Sie Ihre „richtige Dosis" gefunden haben, sollten Sie versuchen, diese Einnahmemenge langsam zu reduzieren, sich also „auszuschleichen". Die in den anderen Kapiteln gegebenen Hinweise sollten Ihnen nach und nach helfen, einen normalen Stuhlgang ohne jegliche, also auch ohne salinische Abführmittel zu erreichen (siehe u.a. , S. 61, 71 und 83).

Nachteile salinischer Abführmittel

- Elektrolytverluste bei langer Anwendung
- Gewöhnungsgefahr bei langer Anwendung
- Schlechter Geschmack (sehr bitter!), dies läßt sich durch Mischen mit Fruchtsaft und/oder Mineralwasser teilweise korrigieren.

Vorteile salinischer Abführmittel

- Bei ausreichend hoher Dosierung kommt es zu einer zuverlässigen Darmentleerung.

- Die Mittel sind recht preiswert.
- Schlechter Geschmack, dadurch ist die Tendenz, das Mittel wieder wegzulassen, größer als bei anderen bequem einzunehmenden Abführmitteln.

Handelspräparate

	Kosten pro 100 g/DM
Glaubersalz (lose)	2,30
Bittersalz (lose)	1,60
F.X. Passage-Salz (200 g Dose)	6,37

Der Einlauf: Renaissance eines bewährten Naturheilverfahrens

Noch vor wenigen Jahrzehnten gab es in den meisten Haushalten einen Irrigator, ein Einlaufgerät (s. Abb. 6). Einläufe wurden damals nicht nur zur Behandlung der Verstopfung, die bei

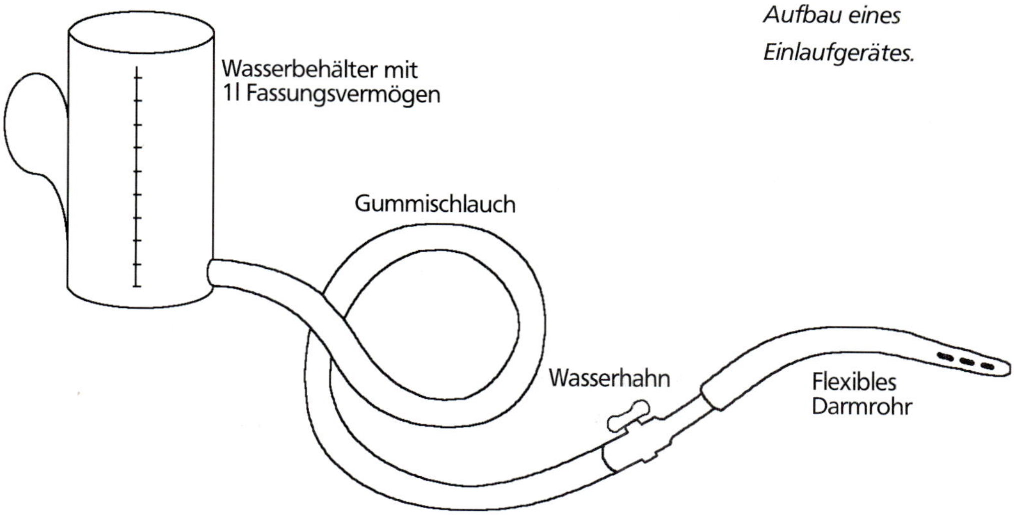

Abb. 6: Irrigator: Aufbau eines Einlaufgerätes.

der sehr viel ballaststoffreicheren Kost ohnehin sehr viel seltener vorkam, sondern bei vielerlei Bauchbeschwerden oder auch bei grippalen Infekten eingesetzt. Da der Einlauf und seine richtige Durchführung heute fast vergessen sind, soll er an dieser Stelle etwas ausführlicher gewürdigt werden.

Vielfältige Anwendungsmöglichkeiten

Indikationen: Wann sollte ein Einlauf durchgeführt werden?

- **Verstopfung:** Ein Einlauf ist nebenwirkungsärmer als Laxanzien (Abführmittel). Er führt zu geringeren Kalium- und Magnesiumverlusten als die darmirritierenden Abführmittel (siehe Kap. Wirkungsweise von Abführmitteln, S. 52). Regelmäßige, häufige Einläufe (*z.B. täglich über mehrere Wochen*) sind hingegen abzulehnen, da hierdurch nicht nur erhebliche Kalium- und Magnesiumverluste eintreten können, sondern die Darmmuskulatur von der normalen Entleerung „entwöhnt" wird. Eine Verstopfung kann bei einem solchen Mißbrauch des Einlaufes durchaus fixiert werden.

- **Unklare Magen-Darm-Beschwerden:** Hier wirkt der Einlauf darmentlastend, bringt den Darm wieder in die „richtige Richtung", was bei Magen-Darm-Verstimmungen, besonders mit Erbrechen, sehr hilfreich sein kann. Werden die Beschwerden nicht besser oder sogar deutlich schlechter, sollte ein Arzt aufgesucht werden.

- **Fieberhafte Infekte:** Ein Einlauf entlastet den Darm und damit den ganzen Organismus. Dieser wird somit von Verdauungsarbeit entbunden und kann sich mehr der Bekämpfung der Krankheit zuwenden. Darüber hinaus wirkt ein Einlauf leicht fiebersenkend.

- **Heilfasten:** Da durch einmaliges Glaubern zu Beginn des Fastens zwar eine weitgehende, aber keine vollständige Entleerung des Darmes erreicht wird, können noch vorhandene Kotreste gären und faulen (der „Nachschub" von oben fehlt ja). Die dabei entstehenden Substanzen (*z.B. Ammoniak, Indol, Skatol, Fuselalkohole*) belasten u.a. den Hirn- und Leberstoffwechsel, können Kopfschmerzen auslösen und allergische Reaktionen begünstigen. Daher sollte im Fasten alle zwei Tage, besser noch jeden Tag der Darm mit einem Einlauf entleert werden.

- **Vorbereitung invasiver diagnostischer oder therapeutischer Maßnahmen:** Bei allen Maßnahmen, die einen entleerten Darm voraussetzen (*z.B. Darmspiegelung, Darmoperation*), ist ein Einlauf angezeigt – gegebenenfalls zusätzlich zu weiteren Abführmitteln.
- **Geburtsvorbereitung**

Gegenanzeigen: Wann darf kein Einlauf durchgeführt werden?

- **Ileus** (Darmverschluß)
- **Chronische Verstopfung:** Hierbei sollte der Einlauf nur gelegentlich, nicht aber regelmäßig eingesetzt werden. Langfristig sollte durch geeignete Maßnahmen (*z.B. ballaststoffreiche Ernährung, viel Bewegung, evtl. zusätzliche Magnesiumgaben, Milchzucker und/oder eine Mikrobiologische Therapie*) die Darmtätigkeit wieder normalisiert werden.

Auch der Einlauf stellt nur eine vorübergehende „Krücke" dar.

Durchführung: Wie wird ein Einlauf richtig durchgeführt?

Sie benötigen einen Irrigator (Einlaufgerät) und ein flexibles Einmaldarmrohr (kann bei entsprechender Reinigung bei derselben Person mehrmals verwendet werden!). Der Einlauf kann von einer „Person des Vertrauens", bei einiger Übung auch selbst durchgeführt werden. Er sollte auf einem großen Handtuch auf einer Liege, im Bett oder auf dem Fußboden durchgeführt werden.

Vorurteile gegenüber dem Einlauf sind nicht berechtigt.

- Der Irrigator wird mit 1 l handwarmem Leitungswasser gefüllt (nur selten sind Zusätze erforderlich, *z.B. Kamillentee statt Wasser bei entzündlichen Darmerkrankungen*).
- Die Spitze des Darmrohres wird mit etwas Salbe gleitfähiger gemacht.
- In Linksseitenlage wird das Darmrohr langsam in den After eingeführt und vorsichtig ca. 20 cm vorgeschoben.
- Ein evtl. auftretender Widerstand sollte nicht gewaltsam überwunden werden, sondern das Rohr etwas zurückgezogen und dann erneut langsam vorgeschoben werden.
- Anschließend wird der Irrigator angehoben, bis der Wasserspiegel etwa 30-50 cm über der Spitze des Darmrohres plaziert ist. Dann wird der Verschlußhahn geöffnet (je höher der Wasserspiegel über dem Darmniveau liegt, desto höher ist der Wasserdruck und damit die Einlaufgeschwindigkeit; ein zu schneller Einlauf kann sehr schmerzhaft sein).
- Nach vollständigem Einlaufen des Wassers wird der Hahn geschlossen und das Darmrohr vorsichtig entfernt. Danach sollte die Flüssigkeit möglichst einige Minuten eingehalten werden, um eine gute Durchmischung im Darm und ein Lösen der Kotreste zu erreichen. Lageänderungen (Linksseitenlage, Rückenlage, Rechtsseitenlage, Bauchlage) verbessern die Durchmischung. Bei starkem Stuhldrang sollte eine möglichst vollständige Entleerung erfolgen.

ACHTUNG: Auch nach einer starken Entleerung können noch weitere Entleerungen folgen. In den nächsten 2 Stunden nach einem Einlauf sollte eine Toilette nicht zu weit entfernt sein.

Fehlermöglichkeiten: Was können Sie falsch machen, wie können Fehler vermieden werden?

- **Die Spitze des Rohres läßt sich nicht gut in den After einführen:** Ist genügend Salbe an der Spitze, um die Gleitfähigkeit zu erhöhen? Sind Sie sehr angespannt und verkrampft? Entspannen Sie sich bitte und atmen Sie langsam und gleichmäßig ein und aus (nicht die Luft anhalten!).
- **Das Darmrohr stößt auf einen Widerstand und läßt sich nicht weiterführen:** Den Widerstand nicht gewaltsam überwinden, sondern das Rohr etwas zurückziehen, dann erneut langsam weiterführen.
- **Nach geringer Einlaufmenge kommt es bereits zu einem starken Stuhldrang:** Das Darmrohr liegt möglicherweise nicht weit genug im Dickdarm. Beim Einlauf wird daher nur die Ampulle des Enddarmes gefüllt, was zu einem starken Entleerungsreiz führt. Das Darmrohr muß dann weiter in den Darm eingeführt werden (mindestens 20 cm), um einen „hohen" Einlauf zu ermöglichen, der alle Abschnitte des Dickdarmes erreicht.
- **Das Einlaufen der Flüssigkeit ist sehr schmerzhaft:** Der Darm reagiert sehr empfindlich auf rasche Änderungen des Darmvolumens. Möglicherweise läuft die Flüssigkeit zu schnell ein. Durch leichtes Absenken des Irrigators wird der Druckunterschied verringert und die Einlaufgeschwindigkeit so verlangsamt.

Zusammenfassung

Der Einlauf ist bei richtiger Durchführung

- bequem durchzuführen,
- nebenwirkungsarm,
- kostengünstig und
- seit langem bewährt.

Der Einlauf – angenehmer als viele glauben

Die aus Bequemlichkeit, übertriebenem Schamgefühl oder einem falsch verstandenen Reinlichkeitsbestreben mit einem starken Ekel gegenüber den eigenen, natürlichen Ausscheidungen häufig anzutreffende Abneigung gegenüber dem Einlauf ist nicht berechtigt. Bei richtiger Durchführung ist er keineswegs unangenehm. Jeder, der die wohltuende und entlastende Wirkung kennengelernt hat, wird immer wieder gern darauf zurückgreifen und den Einlauf in vielen Situationen sinnvoll anwenden.

Ordnungstherapie: Können Probleme den Darm belasten?

Es gibt nicht wenige Menschen, die sich im Vergleich zur Durchschnittsbevölkerung relativ ballaststoffreich ernähren, ausreichend Flüssigkeit zu sich nehmen, keine Bewegungsmuffel sind und die trotzdem unter einer quälenden Verstopfung leiden. Hier stellt sich die Frage, ob nicht vielleicht Fehler in der Lebensordnung, bestimmte Persönlichkeitsstrukturen oder gar psychosomatische oder psychische Erkrankungen vorliegen, die die Verstopfung begünstigen.

Ein Leben gegen natürliche Rhythmen begünstigt u.a. Verstopfung.

Fehler in der Lebensordnung

Ein Leben gegen unsere natürlichen Rhythmen wird früher oder später meist bestraft. Eine Verstopfung kann bereits eine solche „Strafe gegen Vergehen wider die natürliche Ordnung“ sein. Gerade die Verdauung unterliegt einer strengen rhythmischen Ordnung, die ein wirtschaftliches Arbeiten der Verdauungsfunktionen gewährleistet. So laufen die peristaltischen Wellen der Darmmuskulatur regelmäßig in ganz bestimmten Zeitabständen durch den Verdauungskanal. Die Periodik dieser Peristaltik (Darmbewegungen) ist darüber hinaus in ganzzahligen Verhältnissen zu anderen Körperrhythmen wie Atmung und Herzschlag synchronisiert. Menschen mit einer gesunden Verdauung haben meist jeden Tag ziemlich exakt zur gleichen Zeit („Ich kann die Uhr danach stellen.“) ihren Stuhlgang.

In unserer heutigen Zeit leben wir jedoch nicht selten nach anderen als den natürlichen vom Kosmos vorgegebenen Rhythmen. Wir gehen nicht mehr ins Bett, wenn die Sonne untergeht, sondern wenn eine bestimmte Fernsehsendung zu Ende ist, wir essen nicht mehr das, was die Natur uns gemäß der Jahreszeit zu bieten hat, sondern lassen im Dezember frische Erdbeeren aus fernen Ländern einfliegen, und wir passen unsere Aktivitäten nicht mehr den äußeren Gegebenheiten an, sondern setzen uns willkürlich über natürliche, jahreszeitliche Rhythmen hinweg, indem wir im Sommer zum Gletscherskifahren oder im Winter in die Karibik jetten. Es soll an dieser Stelle keineswegs eine asketische Lebensweise mit Aufstehen bei Sonnenaufgang, Zubettgehen bei Sonnenuntergang oder völligem Verzicht auf jegliche Fernreisen gefordert werden, aber wir sollten uns darüber bewußt werden, welchen Preis ein ständiges Leben gegen natürliche Ordnungen fordert. Bei der Verdauung wirken sich besonders Störungen des circadianen Rhythmus, d.h. der natürlichen Abläufe der Körperfunktionen in einem etwa 24stündigen Abstand, nachteilig aus.

Sorgen Sie für einen geregelten Tagesablauf – wenn irgend möglich!

Diese circadianen, 24stündigen Rhythmen werden besonders durch unregelmäßige Tagesabläufe beeinflußt. Wenn Sie jeden Morgen zu einer anderen Zeit aufstehen, jeden Abend zu einer anderen Zeit schlafen gehen, die Mahlzeiten nicht regelmäßig zu etwa denselben Zeiten einnehmen und Aktivitäten (*z.B. Sport*) oder Ruhephasen (*z.B. Mittagsruhe*) ganz unregelmäßig gestalten, so sind diese Verhaltensweisen geeignet, unsere natürlichen Rhythmen auf Dauer durcheinander zu bringen. Fernreisen über mehrer Längengrade hinweg, d.h. größere Reisen in östlicher oder westlicher Richtung, oder Nachtschichtarbeit tragen ebenfalls dazu bei. Es gibt nun Menschen, deren Organismus solche Änderungen recht gut toleriert und sich rasch anpassen kann, andere sind aufgrund ihrer

Konstitution gegen solche Änderungen recht empfindlich und können darauf mit zahlreichen Störungen, u.a. auch Verdauungsproblemen reagieren. Die **Normalisierung der Lebensrhythmen** (= geregelter Tag-Nacht-Rhythmus mit Aktivitäts- und Ruhephasen zu möglichst gleichen Tageszeiten, Einnahme der Mahlzeiten zu den gleichen Zeiten) ist für solche Menschen eine grundlegende Voraussetzung für eine geregelte Verdauung. Dazu gehört auch, jeden Morgen zur gleichen Zeit (*z.B. nach dem Frühstück*) die Toilette aufzusuchen, eine Stuhlentleerung zu versuchen, bei vergeblichem Versuch aber nicht zu lange zu verweilen (maximal 5 Minuten).

Das „Müssen" darf kein „Muß" werden.

Wichtig ist aber auch, **sich selbst vom Zwang der täglichen Stuhlentleerung zu befreien**. Die oben erwähnte Lebensordnung ist zwar wichtig, und es ist wünschenswert, wenn jeden Tag ein Stuhlgang erfolgt, aber gerade viele Verstopfte glauben, jeden Tag zu „müssen". Das „Müssen" darf aber kein „Muß" werden! Ein regelmäßiger Stuhlgang läßt sich nicht erzwingen. Seien Sie daher durchaus etwas gelassener, wenn es nicht jeden Tag klappt. Auch jeden zweiten Tag kann ein Stuhlgang durchaus noch normal sein.

Stuhldrang möglichst nicht unterdrücken!

Wenn der **Stuhlentleerungsdrang** spontan auftritt, so sollten Sie ihn **nicht unterdrücken**, weil Sie etwas „Wichtigeres" zu tun haben. Dieser Fehler wird von vielen Menschen mit Neigung zu Verstopfung begangen. Man muß erst noch eine wichtige Arbeit beenden, bevor man sich der unwichtigen Darmentleerung zuwendet, oder man traut sich nicht, auf einer Party nach der Toilette zu fragen oder im Theater den Sitzplatz während der Vorstellung zu verlassen. Je öfter aber der Stuhldrang (es handelt sich dabei um einen natürlichen Reflex, siehe Kap. Bau und Funktion des Verdauungssytems, S. 21) unterdrückt wird, desto mehr wird dieser natürliche Reflex verlernt. Machen Sie sich bewußt, daß Ihr Körper mit Ihnen redet, wenn er Ihnen das Signal des Stuhldrangs vermittelt. Wenn Sie jemanden wiederholt überhören, so wird derjenige Ihnen das bald übelnehmen, indem er gar nicht mehr mit Ihnen redet. Lernen Sie daher, die natürlichen Signale Ihres Körpers wieder wahrzunehmen und auch danach zu handeln. Wenn Ihr Darm Ihnen den Wunsch nach einer Entleerung mitteilt, dann gibt es (von ganz wenigen Ausnahmen abgesehen) in diesem Moment für Sie nichts Wichtigeres!

Konflikte oder Streß können Verstopfung begünstigen.

Auch **Konflikte** können den natürlichen Ablauf unserer Körperfunktionen stören. Daher sollten Sie versuchen, eventuell vorhandene Konflikte zu lösen, mit anderen und mit sich selbst ins Reine zu kommen.

Auch **Streßbelastungen** können einmal zu einer Verstopfung beitragen. Sie sollten daher – soweit möglich – solche Belastungen vermeiden. Da dieses nicht immer möglich ist, sollten Sie wenigstens Gegenpole zum Streß schaffen (*z.B. Entspannungsübungen, Meditation, Yoga, Autogenes Training*).

Auch der Gebrauch bzw. Mißbrauch von Genußmitteln stellt letztlich einen Verstoß gegen natürliche Lebensordnungen dar. Alkohol, Koffein oder Nikotin können zwar kurzfristig den Stuhlgang sogar erleichtern (*z.B. die „Verdauungszigarette“*), langfristig führt dies aber zu einer Gewöhnung, d.h. die normalen Darmfunktionen kommen dann ohne einen solchen Anstoß gar nicht mehr aus. Ein plötzlicher „Entzug“ dieser „Drogen“ kann daher sogar vorübergehend eine Verstopfung bedingen. Darüber hinaus führen Alkohol oder Kaffee zu Verlusten an Magnesium bzw. Kalium über die Niere, was eine Verstopfung ebenfalls verstärken kann. Sie sollten daher

Genußmittel fördern Verstopfung.

- **Zigaretten** und andere nikotinhaltige Genußmittel völlig aufgeben (auch wegen der Förderung zahlreicher anderer Erkrankungen),
- **Kaffee** oder andere koffeinhaltige Getränke (*z.B. Schwarztee, Kola*) wirklich als Genußmittel verwenden, d.h. den gelegentlichen Gebrauch genießen. Wird ein Genußmittel

täglich und häufig „genossen", so liegt vermutlich kein Genuß, sondern bereits eine Gewöhnung vor („Ohne meinen morgendlichen starken Kaffee komme ich gar nicht in die Gänge"),

- den Verzehr von **Alkohol** ebenfalls maßvoll beschränken.

Erziehung und Persönlichkeit – Ursachen für Verstopfung?

Persönlichkeit und Verstopfung

Menschen mit Stuhlverstopfung erscheinen oft „übernormal", sie wollen um keinen Preis auffallen. In der Äußerung von Affekten (*z.B. Ängsten oder Aggressionen*) sind sie oft sehr zurückhaltend, sie können schlecht etwas „herauslassen". Nicht nur beim Stuhlgang, sondern auch im täglichen Leben *halten sie oft fest* und können schlecht *loslassen*. Sie streben nicht selten nach Unabhängigkeit und wollen überdurchschnittliche Leistungen erbringen. Oft haben sie ein gestörtes Verhältnis zu ihren Ausscheidungsfunktionen. Sie zeichnen sich meist durch besondere Reinlichkeit und Ordnungsliebe aus, was im Extremfall bis zur Zwanghaftigkeit gehen kann. Nicht selten wurden bei diesen Menschen in frühester Kindheit Erziehungsfehler begangen, unter deren Folgen sie als Erwachsene zu leiden haben, beispielsweise zu frühes Reinlichkeitstraining („Aufs-Töpfchen-Setzen") oder Anerziehen von Ekelgefühlen vor den natürlichen Körperausscheidungen („Das ist bäh!").

Trotz aller sonstiger therapeutischer Bemühungen kann eine Verstopfung bestehen bleiben, wenn die beschriebenen Zusammenhänge bei der Behandlung unberücksichtigt bleiben. Nicht bei jedem unter Verstopfung Leidenden spielen solche Persönlichkeitsfaktoren eine Rolle, aber jeder Betroffene sollte sich darüber klarwerden,

Stuhlentleerung ist weder unnatürlich, noch ekelhaft.

- daß Ausscheidung etwas Natürliches und Gesundes darstellt,
- inwieweit seine Persönlichkeit mit zur Entstehung und Erhaltung der Verstopfung beiträgt,

- daß er gegebenenfalls an seinen persönlichen Einstellungen etwas ändern muß, um die Verstopfung zu beheben,
- daß – im Extremfall – sogar eine längerdauernde Psychotherapie erforderlich sein kann – dann allerdings nicht nur mit dem Ziel, die Verstopfung zu behandeln.

Psychische und psychosomatische Erkrankungen

Einige schwere psychische Krankheiten führen aufgrund mangelhafter Nahrungszufuhr zur Verstopfung. Dazu gehören **Psychosen** mit Mangel- und Fehlernährung, **Anorexia nervosa** (Magersucht) und **Bulimie** („Freß-Kotz-Sucht"). Auf die Behandlung dieser Erkrankungen soll an dieser Stelle nicht näher eingegangen werden, da sie unbedingt in kompetente fachärztliche Behandlung gehören. Mit einer erfolgreichen Therapie der Grunderkrankung verschwindet in der Regel auch das „Nebensymptom" Verstopfung.

Der sogenannte Reizdarm – eine häufige psychosomatische Ursache für Verstopfung

Etwas ausführlicher soll an dieser Stelle noch auf den sogenannten **Reizdarm** eingegangen werden. Andere Bezeichnungen hierfür sind: Spastisches Kolon, Colon irritabile, nervöse Kolitis, Colitis mucosa, spastische Obstipation (siehe auch Kap. Ursachen der Verstopfung, S. 36). Von dieser funktionellen Störung, d.h. das Organ „Darm" ist eigentlich in Ordnung, werden Männer und Frauen sowie alle Altersgruppen gleichermaßen betroffen. Die Darmbeschwerden äußern sich als Verstopfung, Verstopfung im Wechsel mit Durchfall, Bauchschmerzen, Schleimauflagerungen auf dem Stuhl. Andere Störungen wie Migräne, Herzklopfen, Kloßgefühl, Atembeklemmung gehen oft einher. Die Darmmuskulatur ist – im Gegensatz zu der sonst üblichen Verstopfung – nicht träge und schlaff, sondern im Gegenteil überaktiv und neigt zu Spasmen, d.h. Verkrampfungen, die schmerzhaft sein können und teilweise so stark sind, daß der Stuhl nicht weitertransportiert wird. Es handelt sich um eine **psychosomatische Erkrankung**, d.h. um eine seelische Störung, die sich mit körperlichen Symptomen äußert. Häufig liegen dem Reizdarm bedeutsame persönliche Verluste zugrunde (*z.B. Tod eines Elternteils, Scheidung oder Trennung*), die offensichtlich mit ungelösten Trauerreaktionen verbunden sind.

In der Behandlung hat sich bei dieser Form der Verstopfung eine stützende, beratende Psychotherapie, zusätzliche Gabe von Kleie oder Leinsamen (auch bei gelegentlichem Durchfall) sowie Magnesium zur Minderung der Krampfneigung der Muskulatur bewährt. Wärmeanwendungen (Kap. Kneippsche Therapie, S. 125) werden besonders bei Spasmen als lindernd empfunden.

Literatur

Ordnungstherapie

Bircher-Benner: Ordnungsgesetze des Lebens. Bircher-Benner Verlag, Bad Homburg.

Kollath: Die Ordnung unserer Nahrung. Karl F. Haug Verlag, Heidelberg.

Köster: Spiegelungen zwischen Körper und Seele. Karl F. Haug Verlag, Heidelberg.

Schmiedel: Kap. Ordnungstherapie.In: *Schmiedel/Augustin:* Naturheilkunde. Karl F. Haug Verlag, Heidelberg. (Erscheint im Herbst 1997)

Muskelentspannung

Olschewski: Progressive Muskelentspannung. Karl F. Haug Verlag, Heidelberg.

Olschewski: Streß bewältigen – Ein ganzheitliches Kursprogramm. Karl F. Haug Verlag, Heidelberg.

Ohm: Progressive Relaxation. TRIAS-Verlag, Stuttgart.

Krehmann/Haag: Die Progressive Relaxation. Pflaum-Verlag.

Autogenes Training

Dogs: Autogenes Training. Karl F. Haug Verlag, Heidelberg.

Thomas: Das Autogene Training (Tonkassette mit Textheft). TRIAS, Stuttgart.

Kleinsorge/Kleinsorge: Intensivkurs für das Autogene Training. Gustav Fischer, Stuttgart.

Schultz/Thomas: Übungsheft für das Autogene Training. TRIAS, Stuttgart.

Thomas: Praxis des Autogenen Trainings. TRIAS, Stuttgart.
Franke: So lernt man Autogenes Training. TRIAS, Stuttgart.
Kruse u.a.: Autogenes Training. Falken-Verlag, Niedernhausen.
Faller: Autogenes Training. Falken-Verlag, Niedernhausen.
Autogenes Training, Videokasette, Falken-Verlag, Niedernhausen.

Yoga

Stearn: Yoga, Jugend und Reinkarnation. Knaur-Verlag, München.
Christmann: Das Yoga-Buch. Knaur-Verlag, München.
Christmann: Dynamisches Yoga. Econ-Verlag, Düsseldorf.
Deenbandhu: Yoga für alle. rororo, Reinbeck.
Harf: Yoga-Praxis. Herder-Verlag, Freiburg.
Fuchs: Hatha-Yoga, Tonkassette.
Lysebeth, van: Yoga. Mosaik-Verlag, München.

Reizdarm

Schmiedel: Kap. Reizdarm. In: *Schmiedel/Augustin:* Naturheilkunde. Karl F. Haug Verlag, Heidelberg. (Erscheint im Herbst 1997)

Kneippsche Therapie: Förderung der Verdauung durch allgemeine Stoffwechselaktivierung

Kneippsche Therapiemaßnahmen umfassen in einem ganzheitlichen Behandlungsansatz **Ernährung**, **Pflanzenheilkunde**, **Bewegungstherapie**, **Ordnungstherapie** und **Hydrotherapie**, also die sogenannten Kneippschen Wasseranwendungen. Da die anderen Aspekte in den vorhergehenden Kapiteln schon ausführlich gewürdigt worden sind, sollen hier ausschließlich die Wasseranwendungen dargestellt werden.

Kneippsche Anwendungen immer individuell dosieren.

Kneippsche Anwendungen sollten stets **konstitutionell** und **individuell** gehandhabt werden. Das bedeutet, daß man sich vor einer Behandlung klar darüber werden muß, ob die Maßnahmen eher anregen (tonisieren) oder beruhigen, dämpfen (sedieren) sollen. Des weiteren dürfen die Anwendungen und ihre Dosierung nicht schematisch ausgeführt werden, sondern müssen immer an die Person und deren Zustand angepaßt werden.

Beispiele:

- *Ein übergewichtiger, in seinen Reaktionen auf äußere Reize eher etwas träger reagierender Organismus verträgt in der Regel stärkere Reize als der untergewichtige, sehr sensible Organismus.*
- *In besonderen Situationen kann die Verträglichkeit der therapeutischen Reize stark verändert sein. So kann ein durch schwere Krankheit, Operation, große körperliche oder seelische Anforderungen belasteter Organismus möglicherweise sogar durch einen einfachen Knieguß überfordert sein.*
- *Auch zu unterschiedlichen Tageszeiten wirken Kälte- oder Wärmereize in unterschiedlicher Weise auf den Organismus. So haben Kältereize morgens eine stärkere Wirkung als abends, Wärmereize wirken hingegen abends stärker als morgens.*

Die nachfolgend angegebenen Therapiehinweise verstehen sich daher als grobe Richtlinien, die Sie je nach individueller Verträglichkeit und Wirkung in der Dosis variieren sollten.

Je nach Art der Verstopfung sind unterschiedliche Anwendungen erforderlich.

Bei **muskelschlaffer Verstopfung** (atonischer Obstipation) haben sich Kniegüsse zur Darmanregung, kalte Fuß- und Halbbäder, kalte Reibesitzbäder, 3mal täglich kalte Bauchwaschungen bewährt.

Bei **krampfartiger Verstopfung** (spastischer Obstipation) sind zur Krampflösung intensive Wärmeanwendungen besonders geeignet: ansteigende Sitzbäder, heiße Auflagen.

Güsse werden aus einem Schlauch mit einem inneren Durchmesser von ca. 2 cm verabreicht (entsprechende Schläuche mit Anschlußmöglichkeit an die häuslichen Wasserhähne sind im Sanitärhandel erhältlich). Das Wasser sollte aus dem senkrecht stehenden Schlauch etwa handbreit hoch heraussprudeln. Die Temperatur eines kalten Gußes sollte 10-12° C betragen. Der **Knieguß** beginnt an den Zehen des rechten Fußes. Der Guß wird dann über den Fußrücken und die Ferse an der Rückseite des Unterschenkels bis zur Kniekehle geführt. Dort verweilt der Strahl unter leichtem Hin- und Herbewegen etwa 5 Sekunden, bevor er wieder zur Ferse hinabgeführt wird. Dann wird am linken Bein dasselbe ausgeführt. Danach wird am rechten Fuß der Strahl außen am Unterschenkel bis zur Kniescheibe und anschließend wieder zum Fuß hinabgeführt. Am linken Bein wird identisch verfahren (s. Abb. 7).

Für ein kaltes **Fußbad** wird Leitungswasser in eine Fußbadewanne gefüllt. Die Füße werden 5-10 Sekunden in das Wasser getaucht. Beim **Halbbad** wird in der Badewanne identisch vorgegangen, wobei das Wasser die Beine und die Hüften bedecken sollte.

Beim **Reibesitzbad** setzt man sich in eine Sitzbadewanne, so daß das Wasser bis an den Nabel reicht. Das Wasser sollte eine Temperatur von 16-20° C haben. Mit einem rauhen Waschlappen wird dann der ganze Unterleib gerieben. Die Beine, Füße und der Oberkörper sollten dabei nicht auskühlen, daher sollten diese Körperteile mit Kleidung oder Decken gewärmt werden. Dieses Bad sollte bis zu 3 Minuten dauern (bei empfindlichen oder geschwächten Menschen sind auch 1-2 Minuten ausreichend). Danach sollte man sich durch körperliche Bewegung wieder erwärmen.

Die **Waschung des Bauches** erfolgt mit einem groben Leinentuch (gegebenenfalls mit einem rauhen Waschlappen). Das Tuch wird in kaltes Wasser (12-16° C) getaucht und anschließend ausgedrückt, bis es nicht mehr tropft. Der Bauch wird dann mit dem Tuch gleichmäßig befeuchtet (ca. 3 Minuten lang), aber anschließend nicht abgetrocknet. Wenn die Waschung morgens noch im Bett erfolgt, wird anschließend der Schlafanzug wieder übergezogen. Man bleibt im Bett, bis man wieder gut durchwärmt ist. Ansonsten wird die normale Kleidung übergezogen, die Erwärmung erfolgt dann durch körperliche Bewegung.

Beim **ansteigenden Sitzbad** setzt man sich in eine Sitzbadewanne, die mit 33-34° C warmem Wasser gefüllt ist. Dann

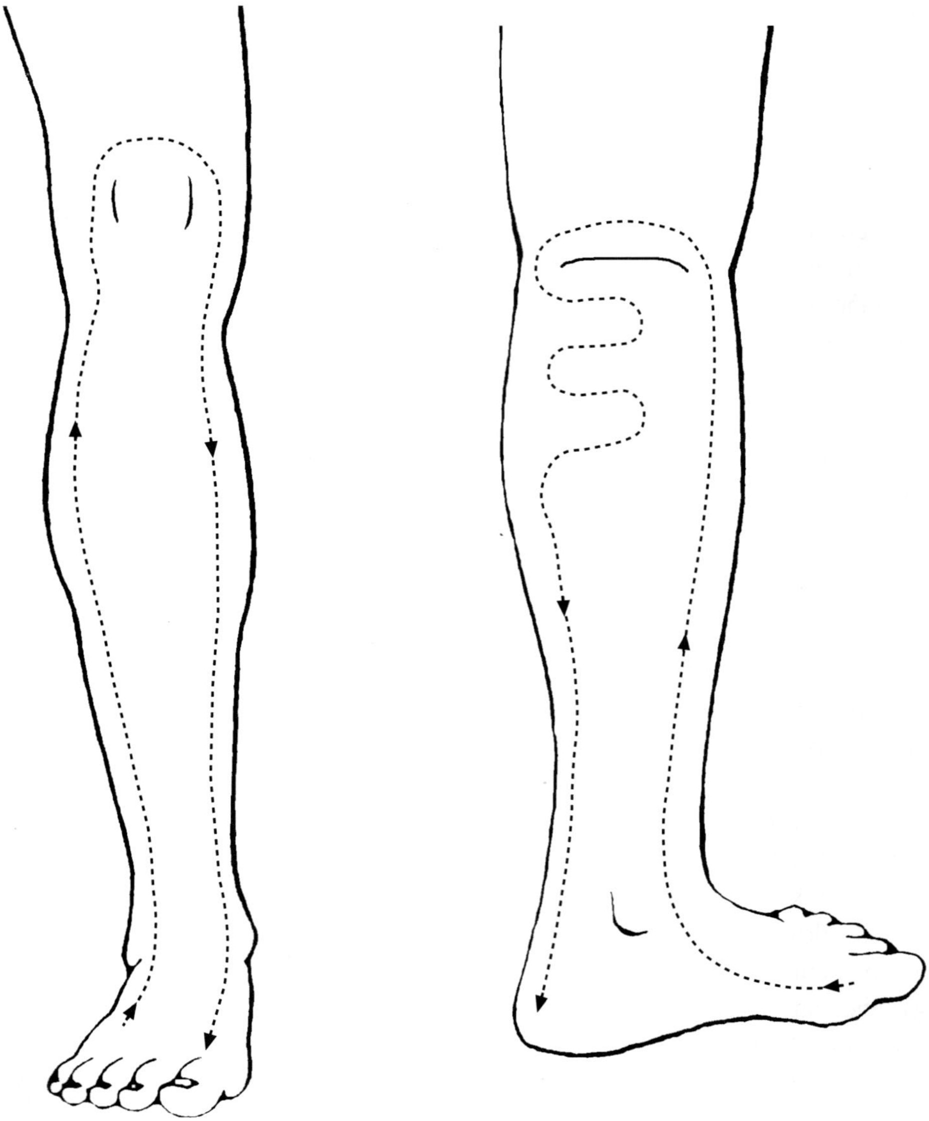

Abb. 7: Durchführung eines Kniegusses:
1. rechtes Bein hinten – 2. linkes Bein hinten – 3. rechtes Bein vorn – 4. linkes Bein vorn.

läßt man langsam warmes Wasser nachlaufen, bis die Temperatur 39-40° C erreicht. Ein solches Bad sollte ca. 15 Minuten dauern.

Bei einer **heißen Auflage** des Bauches wird eine warme bis heiße Wärmflasche mit einem feuchten Tuch (nicht mehr tropfend) umwickelt und auf den Bauch gelegt. Darüber wird ein trockenes Handtuch gelegt. Die Temperatur sollte eben noch erträglich sein (**Achtung:** Nicht bei gestörter Temperaturempfindung!), Dauer ca. 30 Minuten.

Literatur

Rössler: Gesund durch Kneipp und seine Kur. Karl. F. Haug Verlag, Heidelberg.
Brüggemann: Gesund leben nach Kneipp. Karl. F. Haug Verlag, Heidelberg.
Bachmann/Schleinkofer: Die Kneipp-Wassertherapie. TRIAS-Verlag, Stuttgart.
Kaiser (Hrsg.): Das große Kneipp-Hausbuch. Knaur-Verlag, München.
Kneipp: Meine Wasserkur. Knaur-Verlag, München.
Kneipp: So sollt ihr leben. Knaur-Verlag, München.

Heilfasten: Auch eine Heilung der Verstopfung ist möglich

Beim Heilfasten denkt man nicht in erster Linie daran, daß sich damit unter Umständen auch eine Verstopfung günstig beeinflussen lassen könnte. Schließlich führt das Fasten selbst erst einmal zu einer „Stillegung“ des Darmes. Es kommt kein Nachschub mehr von oben, der Darm ist entleert, die Darmmuskulatur wird nicht beansprucht. Lediglich die im Fasten regelmäßig erfolgenden Einläufe (ersatzweise „Glaubern“) führen zu einer Volumenbelastung des Darmes mit Flüssigkeit, die rasch entleert wird.

Heilfasten – eine gute Gelegenheit für einen Neubeginn (auch bei der Verdauung).

Gerade die Schonung, Entlastung und praktisch völlige Entleerung des Darmes ist aber eine wichtige Voraussetzung für einen „Neuanfang“. Vor dem Fasten wurde dem Darm oft eine ballaststoffarme Fehlernährung zugemutet. Weitere Ernährungsfehler (*z.B. zuckerreiche Nahrungsmittel*) führten nicht selten zu einer Dysbiose (Fehlbesiedelung mit ungünstigen Keimen, siehe Kap. Mikrobiologische Therapie, S. 177) des Darmes. Nach einem Heilfasten besteht also die Möglichkeit, einen „gesäuberten Acker neu zu bestellen“.

Die Basis hierfür ist eine ballaststoffreiche, an den Grundsätzen der Vollwerternährung orientierte Kost (siehe Kap. Ernährung, S. 71). Von einem solchen „Dünger“ werden Keime begünstigt, die mit uns in vorteilhafter Weise zusammenarbeiten. Will man eine günstige Keimbesiedelung des Darmes noch sicherer gewährleisten, kann man (muß aber nicht unbedingt) zusätzlich ein gutes „Saatgut“ in Form entsprechender Bakterienpräparate zuführen (siehe Kap. Mikrobiologische Therapie, S. 137).

Auf einem derart „gut gedüngten und bestellten Acker“ gedeiht die Verstopfung nur schlecht. So ist es erklärlich, daß eine vor einem Heilfasten bestehende Verstopfung durch eine natürliche, gesunde Verdauung ersetzt werden kann. Hier noch einige kleine Tips, um die Verdauung nach dem Fasten etwas beschleunigt „auf Trab“ zu bringen:

- Einige **Backpflaumen** abends in ausreichend Wasser einweichen und morgens zum Frischkornbrei oder Müsli geben.

- Vor jeder Mahlzeit einen EL **Leinsamen** (ganze Samen oder frisch geschrotet) oder **Weizenkleie** mit Müsli, Suppe oder einem Glas Flüssigkeit (*z.B. Wasser, Fruchtsaft*) einnehmen.

- Wie schon im Fasten, so auch danach **reichlich Flüssigkeit** zuführen (mindestens 2-3 l täglich), besonders vor dem Frühstück ein großes Glas lauwarmes Wasser trinken.

Literatur

Lützner: Wie neugeboren durch Fasten. Gräfe und Unzer, München.

Hopfenzitz/Lützner: Fasten und Meditation. Gräfe und Unzer, München.

Lützner/Million: Richtig essen nach dem Fasten. Gräfe und Unzer, München.

Buchinger: Das Heilfasten und seine Hilfsmethoden als biolgischer Weg. Hippokrates, Stuttgart.

Fahrner, H.: Fasten als Therapie. Hippokrates, Stuttgart (Nur für Leser, die auch ein wissenschaftliches Interesse am Fasten haben!).

Wilhelmi-Buchinger: Heilfasten ist nicht hungern. TRIAS-Verlag, Stuttgart.

Leibold: Besser leben durch Fasten. Falken-Verlag, Niedernhausen.

Leibold: Heilfasten. Falken-Verlag, Niedernhausen.

Schmiedel: Heilfasten. In: *Schmiedel/Augustin:* Naturheilkunde. Karl F. Haug Verlag, Heidelberg. (Erscheint im Herbst 1997)

Adressen

Ambulant in Ihrer Nähe tätige Ärzte sowie Fastenkliniken zu erfragen bei:

Ärztegesellschaft Heilfasten und Ernährung, Säntisstr. 82, 88662 Überlingen, Tel. 07551/807805

Darmmassage: Sanfte Handstriche mit durchschlagender Wirkung

Darmmassage – Unterstützung der natürlichen Funktion

Mit massierenden Bewegungen im Bauchbereich kann auch die Darmpassagezeit verkürzt werden. Durch die massierenden Bewegungen kommt es wohl weniger zu einem mechanischen Weitertransport des Stuhles, vielmehr scheint die Hauptwirkung darin zu bestehen, daß die Darmperistaltik (Darmbewegungen) über Reflexe zwischen Haut und Darm angeregt werden. Sie sollten im rechten Unterbauch mit festen, kreisenden, massierenden Bewegungen beginnen. Diese Bewegungen sollten dann im Uhrzeigersinn über den gesamten Bauch ausgeführt werden (s. Abb. 8). Die massierende Bewegung folgt

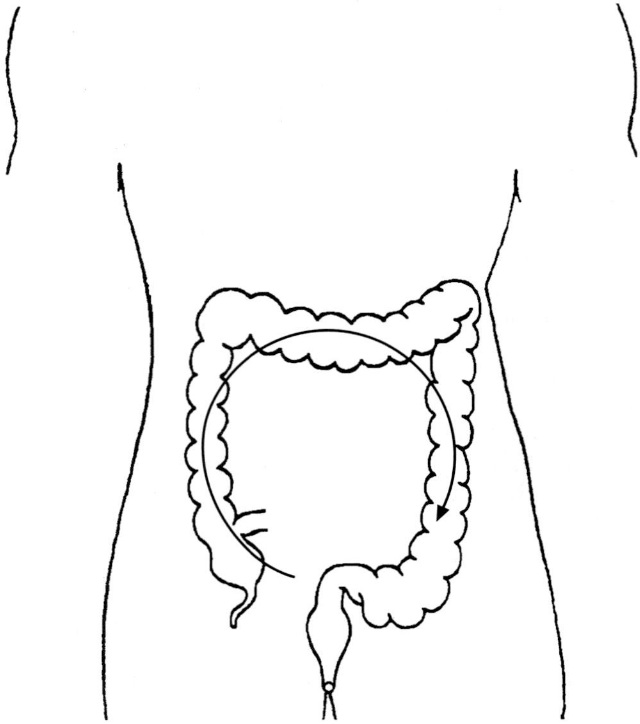

Abb. 8: Massagebewegungen am Bauch stets im Uhrzeigersinn ausführen (die Lage des Dickdarms wurde mit eingezeichnet.

dabei dem anatomischen Verlauf des Dickdarmes (siehe Kap. Bau und Funktion des Verdauungssystems, s. S. 21). Praktizieren Sie diese Eigenmassage morgens vor dem Aufstehen fünf Minuten lang.

Wenn Sie ein morgendliches **Trockenbürsten** zur allgemeinen Vitalisierung und Kreislaufaktivierung durchführen, sollten Sie den Unterbauch wie oben beschrieben besonders intensiv mit der Bürste bearbeiten.

ACHTUNG: Die Eigenmassage oder das Trockenbürsten des Darmes sollte mit kräftigen Bewegungen ausgeführt werden, jedoch muß die Behandlung noch gut verträglich sein. Schmerzen dürfen dabei nicht auftreten!

Als Massagetechniken durch professionelle Masseure kommen die Bindegewebsmassage und die Kolonbehandlung in

Frage. Die **Bindegewebsmassage**, eine besondere Form einer Reflexzonenmassage, bedient sich dabei verschiedener Techniken (Haut-, Unterhaut- und Faszientechnik), mit denen bestimmte Bindegewebszonen behandelt werden. Hierbei sind bestimmte Hautgebiete bestimmten inneren Organen zugeordnet. Von erfahrenen Therapeuten sollte diese Massage bei der Verstopfung an den sogenannten Darm- und Verstopfungszonen 2-3mal wöchentlich 2-3 Wochen lang durchgeführt werden. Bei der **Kolonbehandlung** nach Vogler werden an fünf Punkten über dem Dickdarm massierende Handbewegungen in Abhängigkeit vom Atemrhythmus ausgeübt. Sie wirkt vegetativ ausgleichend auf alle Bauchorgane, beeinflußt die Spannung der Darmmuskulatur und fördert die Darmbewegungen (Peristaltik). Sie wird eingesetzt bei: chron. Verstopfung, Blähungen, Roemheld-Syndrom, Reizdarm (Colon irritabile), versuchsweise auch bei Gallenwegsleiden, Zwölffingerdarmgeschwür und Migräne, die mit krampfartigen Bauchbeschwerden einhergeht. Sie darf nicht eingesetzt werden bei: Entzündungen im Darm und Bauchraum, Bauchtumoren, Darmverschluß, Schwangerschaft, extremer Fettsucht.

Bindegewebsmassage und Kolonbehandlung werden von Therapeuten durchgeführt.

F.X. Mayr-Kur: Ein ganzheitlicher Behandlungsansatz

Dr. Franz Xaver Mayr, ein österreichischer Arzt (1875-1966), war es, der den **Verdauungstrakt** als das **Wurzelsystem der Pflanze Mensch** bezeichnet hat. Danach sind chronische Verdauungsstörungen die Ursachen oder zumindest begünstigende Faktoren für zahlreiche Erkankungen. Eine gründliche Reinigung, Entgiftung und Gesundung des Magen-Darm-Traktes ist daher die Grundlage zur Heilung vieler, insbesondere chronischer Krankheiten. Mayr konnte zeigen, daß sich an unterschiedlichen Körperhaltungen bereits krankhafte Prozesse im Darm erkennen lassen. Je nachdem, ob der Bauch durch Gä-

Differenzierte Diagnostik durch Inspektion und Untersuchung

rung (*z.B. durch zuviel bzw. die falschen Kohlenhydrate*) oder durch Fäulnisprozesse (*z.B. durch zuviel Eiweiß in der Nahrung*) aufgetrieben wird, ergeben sich typische Bauchkonfigurationen (s. Abb. 9). Die Körper- bzw. Fehlhaltungen sind danach reflektorische Notmaßnahmen des Organismus zum Schutz der belasteten Verdauungsorgane.

Erst die Schonung, dann die Übung des Darms.

Die Mayr-Kur ist ein Heilfastenverfahren, in der nach einigen Tagen **Teefasten** abgelagerte Semmeln und Milch gegeben werden (**Milch-Semmel-Diät**). Ein sehr intensives Einspeicheln und Kauen der alten Semmeln sowie eine gründliche **Darmreinigung mit einer Bittersalzlösung** sind wichtige Bestandteile der Kur. Hinzu kommen eine spezielle Bauchdiagnostik und -therapie mit Inspektion (Untersuchung durch Betrachten), Palpation (Untersuchung durch Abtasten) und besonderen Massagegriffen, die in rhythmischer Abfolge zu einer Erhöhung bzw. Verminderung des Bauchinnendruckes führen. Dadurch wird der Tonus (die Spannung) des Darmes erhöht, die Zirkulation des gesamten Verdauungssystems verbessert und der Lymphfluß gesteigert. Gegebenenfalls wird noch zusätzlich ein Basenpulver verabreicht, um den Säure-Basen-Haushalt zu regulieren. Nach dem Fasten und der Milch-Semmel-Diät erfolgt eine **milde Ableitungsdiät**, die ballaststoffarm, fettarm und zuckerfrei ist. Erst später erfolgt ein weiterer Kostaufbau zu einer dann auch ballaststoffreicheren Nahrung. Mayr betonte, daß der gesunde oder der nur träge Darm Ballaststoffe vertragen könne, nicht jedoch der kranke, entzündete Darm, der erst geschont werden müsse, bevor er wieder an „größere Leistungen“ herangeführt werden kann.

Nach einem Kostaufbau zu einer gesunden, vollwertigen Ernährung wird dann oft eine Normalisierung einer vorher gestörten Verdauung beobachtet. Für besonders wichtig werden bei der Ernährung ausreichend große Abstände zwischen den Mahlzeiten angesehen, d.h. etwa 4-5 Stunden Pause, in denen keinerlei Nahrung zugeführt wird. Es sollte nicht zu schnell

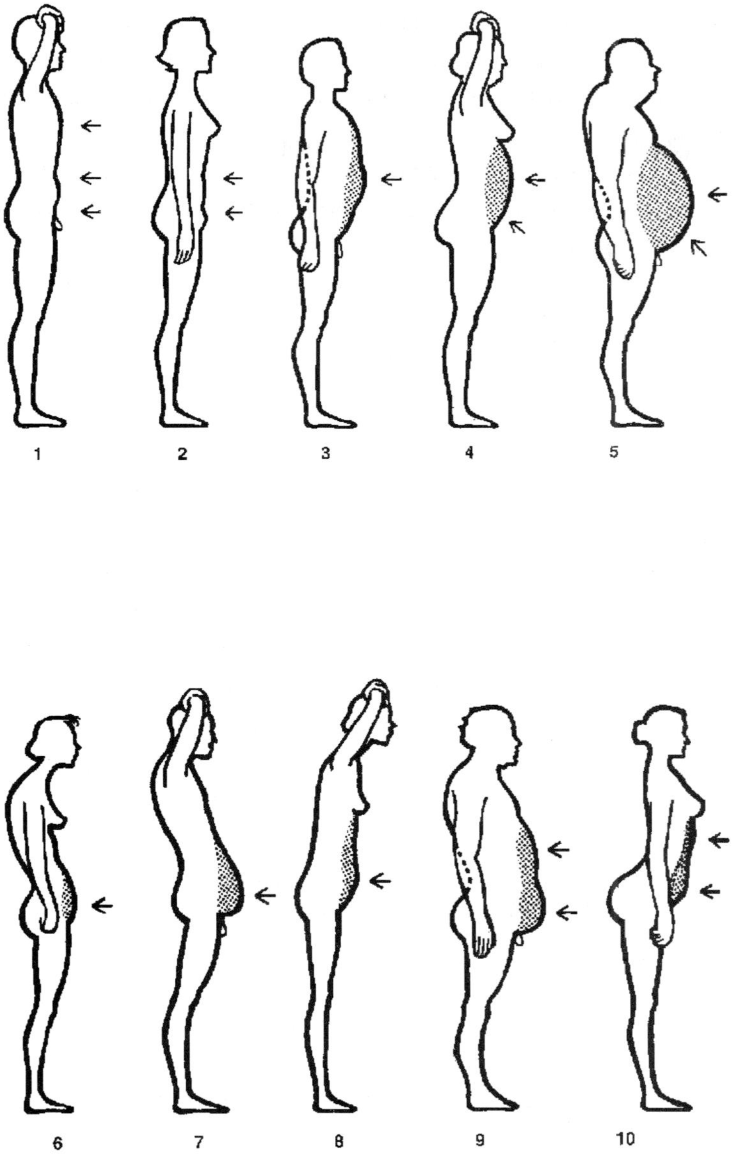

Abb. 9: Die Bauch- und Haltungsformen nach F.X. Mayr (aus Rauch/ Mayr, Milde Ableitungsdiät, 13. Auflage. Karl F. Haug Verlag, Heidelberg 1994).

1. Normalbauch und -haltung beim gesunden Mann.
2. Normalbauch und -haltung bei gesunder Frau.
3. Beginnender Gasbauch (Habachthaltung).
4. Eiförmiger Gasbauch (beginnende Großtrommelträgerhaltung).
5. Kugelförmiger Gasbauch durch Darmgase bewirkte krankhafte Bauchvergrößerung (Großtrommelträgerhaltung).
6. Schlaffer Kotbauch (lässige Haltung).
7. Ausgeprägter schlaffer Kotbauch (Sämannshaltung).
8. Entzündlicher Kotbauch (Spitzbauch).
9. Schlaffer Gas-Kot-Bauch (beginnende Großtrommelträgerhaltung).
10. Entzündlicher Gas-Kot-Bauch (Entenhaltung).

gegessen werden, die Nahrung muß gut gekaut und eingespeichelt werden (dies wird bei der Milch-Semmel-Diät ausgiebig geübt). Die Nahrungsmengen dürfen auch nicht zu groß sein.

Vielfältige Indikationen

Die wichtigsten Prinzipien der Mayr-Kur sind die **Säuberung, die Schonung und die Übung der Verdauungsorgane**. Wichtigste Indikationen sind Magen-Darm-Erkrankungen, Erkrankungen des Skelettsystems, chronische Hauterkrankungen, koronare Herzkrankheit, arterielle Verschlußkrankheit der Beine, Fettstoffwechselstörungen, Bluthochdruck und Übergewicht.

Es handelt sich bei der Mayr-Kur um eine Kombination verschiedener Verfahren (Ernährung, Ausleitung mit salinischen Abführmitteln, Massage, Ordnungstherapie), die sich gegenseitig auf verschiedenen Ebenen ergänzen. Gerade Menschen, für die von ihrer Konstitution her das Heilfasten (siehe S. 129) nicht besonders gut geeignet ist (*z.B. Untergewichtige*), können von einer Mayr-Kur profitieren. Auf die genaue Diagnostik und Therapie sei hier nicht näher eingegangen. Für den Interessierten wird auf die weiterführende Literatur sowie auf die Gesellschaft der Mayr-Ärzte verwiesen, bei der Sie Adressen von Mayr-Ärzten und -Kliniken erhalten können.

Literatur

Rauch: Die Darmreinigung nach F.X. Mayr. Karl F. Haug Verlag, Heidelberg.

Rauch/Mayr: Milde Ableitungsdiät. Karl F. Haug Verlag, Heidelberg.

Adresse

Gesellschaft der Mayr-Ärzte, Gesundheitszentrum am Wörther See, A-9082 Maria Wörth-Dellach, Tel. 00434273/2511

Mikrobiologische Therapie: „Falsche" Keime behindern die Verdauung

Was ist eigentlich Mikrobiologische Therapie?

Mikrobiologische Therapie (früher auch: Symbioselenkung) hat das Ziel, eine normale Besiedelung des Darmes mit Keimen zu erhalten bzw. wiederherzustellen. Zu diesem Zweck werden Bakterienkulturen zugeführt, die in unserem Darm in sinnvoller Zusammenarbeit mit unserem Körper stehen. Diese Bakterien ernähren sich von unserem Nahrungsbrei, sind aber dennoch keine Schmarotzer, da sie durch ihre Anwesenheit in gewissem Umfang Infektionen mit Krankheitserregern im Verdauungstrakt verhindern. Darüber hinaus scheinen sie uns über eine unspezifische Stimulierung unseres Immunsystems vor anderen Infektionen zu schützen. Eine solche sinnvolle Zusammenarbeit mit Nutzen für beide Partner bezeichnet man als Symbiose (daher der früher übliche Name „Symbioselenkung"). Wie bedeutsam Darmbakterien sind, wird daran deutlich, daß Tiere, die völlig keimfrei aufwachsen und daher auch keine Darmbakterien besitzen, trotz optimaler Nährstoffzufuhr nicht richtig gedeihen. Unser Darm enthält mehr Bakterien als unser Körper Zellen. Wir sind auf eine Zusammenarbeit mit den für uns günstigen Bakterien angewiesen. Teilweise werden in der Therapie auch abgetötete Bakterien oder Bakterienbestandteile eingesetzt, die dann zwar nicht mehr vermehrungsfähig sind, aber trotzdem eine unspezifische Stimulation der Abwehrzellen des Darmes bewirken. Auch die Zufuhr von Nährstoffen, die das Wachstum für uns günstiger Bakterien fördern (*z.B. Milchzucker für Laktobazillen*), kann im weiteren Sinne zur Mikrobiologischen Therapie gezählt werden.

Keine Gesundheit ohne Symbiose zwischen Mensch und Darmbakterien

Was ist eine Dysbiose des Darmes?

Ist unser Darm mit Keimen besiedelt, die für uns nicht günstig sind, so wird dies als **Dysbiose** bezeichnet. Solche Keime (*z.B.*

Dysbiosen sind in zivilisierten Gesellschaften sehr häufig.

Clostridien, Lamblien, krankmachende E.Coli-Stämme und mit zunehmender Bedeutung Pilze, besonders Hefepilze) schützen uns nicht mehr vor Infektionen, sondern können unter bestimmten Umständen selbst krank machen. Darüber hinaus bilden sie zahlreiche giftige Substanzen, die schädliche Wirkungen auf die Leber, das Nervensystem und das Immunsystem und außerdem zum Teil krebserzeugende (karzinogene) bzw. krebsbegünstigende (kokarzinogene) Wirkungen besitzen.

Symptome: Woran kann man eine Darmdysbiose erkennen?

Blähungen, häufiger Abgang von Winden, Magen-Darm-Krämpfe, Belastung des Herzens durch Zwerchfellhochstand infolge Magen-Darm-Blähung (Roemheld-Syndrom) oder auch Verstopfung sind sehr unspezifische Symptome, die bei vielen Störungen, aber auch einer Fehlbesiedelung des Darmes vorkommen können.

Ursachen: Wodurch entsteht eine Dysbiose des Darmes?

Die Ursachen für eine Dysbiose sind außerordentlich vielfältig. Sie reichen von angeborenen Fehlbildungen über medikamentöse Einflüsse bis hin zum psychischen Streß.

Vielfältige Ursachen

Ursachen der Darmdysbiose

- Anatomische Ursachen: Angeborene oder erworbene Verengungen im Darmtrakt, Divertikulose, Fisteln im Darmtrakt, Stoma-Operation im Darmtrakt
- Schwere Infektionen des Darmtraktes: Amöben, Typhus und Paratyphus, schwere Streptokokken- und Staphylokokkeninfektionen, Yersinien, Pilze, Lamblien, Rotaviren und Würmer können eine anschließende Dysbiose des Darmes begünstigen.

- Chron. funktionelle Störungen: Hyp- und Anazidität (zuwenig oder gar keine Magensäure), Erkrankungen der Bauchspeicheldrüse und der Galle, Malabsorptionssyndrome (Erkrankungen, die mit einer verminderten Aufnahme bestimmter Nährstoffe einhergehen, z.B. Zöliakie), Sklerodermie
- Ärztliche Einflüsse: Antibiotika, Kortisonpräparate, Immunsuppressiva, „Pille", Strahlenbehandlung
- Ernährung: Denaturierte Nahrungsmittel (z.B. Zucker, raffiniertes Mehl), Nahrungsmittel, auf die allergische Reaktionen erfolgen, Farbstoffe und Konservierungsmittel, Schimmelpilzgifte, einseitige Ernährung
- Umweltgifte: Blei, Cadmium, Quecksilber u.a. giftige Stoffe (auch schon bei Konzentrationen, die noch unterhalb der Vergiftungsgrenze liegen)
- Psychisch belastende Ereignisse, Streß (z.B. Trennungserlebnisse, Prüfungen)

Praktische Hinweise: Wie wird eine Mikrobiologische Therapie durchgeführt?

Die Mikrobiologische Therapie erstreckt sich über einen Zeitraum von 12 Wochen und umfaßt verschiedene Schritte:

- Reduzierung der ungünstigen Darmkeime
- Aktivierung des Leberstoffwechsels, damit die aus dem Darm aufgenommenen giftigen Stoffwechselprodukte besser abgebaut werden können
- Anregung der Produktion von Verdauungssäften, besonders der Magensäure
- Zuführung von günstigen Darmkeimen und deren Stoffwechselprodukten
- Gegebenenfalls Zufuhr von Vitaminen
- Ernährungsumstellung

1. Phase – 1. Woche

Reduzierung der ungünstigen Darmkeime, wenn stark riechende Stühle vorliegen: Ozovit® 3mal tägl. 1/2 - 1 TL auf ein Glas Wasser. Hierbei kann es zu starkem Stuhldrang kommen, daher Beginn der Therapie an einem arbeitsfreien Wochenende.

2. Phase – 2.-4. Woche

Anregung der Verdauungssäfte mit Bitterstoffen (Amara): Pascopancreat® Tr. + Amara-Tr. Pascoe S® + Quassia Similiaplex® mischen, davon 2mal tägl. vor den Hauptmahlzeiten 20-30 Tr. in etwas Wasser, wenn möglich etwas im Mund behalten (es kommt gerade auf den mitunter unangenehmen, bitteren Geschmack an!), bei Kindern kann hierauf verzichtet werden.

Stabilisierung des Darm-Milieus: Milchzucker 2mal tägl. 1 TL auf eine Tasse mit warmem Wasser.

3. Phase – 5.-12. Woche

Symbioflor I® 5-20 Tr. 2 x tägl. (mit 5 Tr. beginnen, langsam steigern), anschließend Symbioflor II® 5-20 Tr. 2 x tägl. nach Anweisung in der Packung einnehmen 2 x tägl. Bei Kindern ggf. mit Prosymbioflor® beginnen. Die Therapie kann auch mit anderen mikrobiologischen Präparaten erfolgen: Eugalan® Töpfer Pulver, Acidobif® Töpfer Pulver, Mutaflor® Kps., Omniflora® Kps., Acidophilus® Granulat, Rephalysin® Drg., Colibiogen® Tr.

Weiter: Amara-Mischung (s.o.) 1mal tägl. 20 Tr. vor der Hauptmahlzeit, Milchzucker vormittags und nachmittags 1 TL auf eine Tasse mit warmem Wasser.

Gegebenenfalls die Therapie bis zu 3mal/Jahr wiederholen, dann aber in verkürzter Form:

1. Phase: 3 Tage,
2. Phase: 4.-15. Tag,
3. Phase: anschließend 3 Wochen lang.

Während und auch nach einer solchen Mikrobiologischen Therapie ist auf eine Ernährung zu achten, die das Wachstum für uns günstiger Keime ermöglicht und das Wachstum ungünstiger Keime (*z.B. Hefepilze*) hemmt. Eine natürliche Vollwertkost stellt eine solche Ernährung dar.

Eine Mikrobiologische Therapie kann grundsätzlich vom Laien durchgeführt werden, günstiger ist allerdings die Betreuung durch einen in der Mikrobiologischen Therapie erfahrenen Therapeuten. Dieser kann genauer beurteilen, ob eine solche Therapie angezeigt ist und kann den Therapieerfolg – ggf. auch durch Stuhluntersuchungen – besser beurteilen. Wenn eine Dysbiose die Ursache für die Verstopfung war, so kommt es unter einer Mikrobiologischen Therapie rasch zu einer Verbesserung der Symptomatik.

ACHTUNG: Bei Nachweis von Pilzen in der Stuhluntersuchung muß vorher unbedingt eine Behandlung der Pilze durch einen Arzt erfolgen!

Therapie bei Hefepilzbefall

Bei Nachweis von Hefepilzen im Stuhl hat sich folgendes Therapieschema bewährt:

- Eine mindestens dreiwöchige **antimykotische Therapie:**

Eine Anti-Pilz-Diät sollte bei nachgewiesenem Hefepilzbefall nie ohne antimykotische Therapie erfolgen, da die Hefepilze unter dem „Nahrungsentzug" bei kohlenhydratarmer Kost ihre Form ändern, in die Darmschleimhaut eindringen und dem Körper wichtige Nährstoffe entziehen können. Ihr behandelnder Arzt sollte Ihnen daher ein nystatinhaltiges Präparat verschreiben. Hefepilze sprechen im allgemeinen sehr gut auf Nystatin an (*z.B. Adiclair®, Nystatin-Lederle®, Moronal®*). Dieses Mittel wird im Darm praktisch nicht aufgenommen, wirkt daher nur lokal und zeichnet sich durch eine ausgezeichnete Verträglichkeit aus. Resistenzen von Hefepilzen gegen Nystatin sind bisher nicht beobachtet worden.

- Umstellung der Ernährung auf eine **Anti-Pilz-Kost**:

Auch eine ausreichend lange, hochdosierte Therapie mit Antimykotika (gegen Pilze gerichtete Medikamente) wird

Der Krankheitswert von Hefepilzen im Darm ist umstritten. Bei hohen Keimzahlen und erheblichen Symptomen sollte jedoch behandelt werden.

nicht oder nur kurzfristig erfolgreich sein, wenn die Nahrung weiter einen hohen Anteil an das Wachstum von Hefepilzen begünstigenden raffiniertem Zucker enthält (Hefepilze = Candida, Süßigkeiten = Candy). Daher sollte eine Anti-Pilz-Kost für einige Wochen strikt durchgehalten werden, später kann sie in etwas gemilderter Form durchgeführt werden, Weißmehlprodukte und zuckerhaltige Nahrungsmittel sollten auf Dauer weitgehend aus der Ernährung verbannt werden.

Auch die Anti-Pilz-Diät ist umstritten. Zucker und zuckerhaltige Lebensmittel sollten bei Pilzbefall aber auf jeden Fall gemieden werden.

Anti-Pilz-Diät

Immer verboten	Bei milder Diät erlaubt	Auch bei strenger Diät erlaubt
Brot und Kuchenteig mit Hefe	Sauerteigbrot, Knäckebrot, Kuchen ohne Zucker	–
Alle Weißmehlprodukte	Vollkornnudeln, -reis, Kartoffeln, Hülsenfrüchte	–
Margarine	Butter, kaltgepreßte Öle	Butter, kaltgepreßte Öle
Wurst, Räucherfisch	Frischfleisch, Frischfisch, Eierspeisen	Frischfleisch, Frischfisch, Eierspeisen
Konserven	Frisches Gemüse und Tiefkühlgemüse ohne Zusätze	Frisches Gemüse und Tiefkühlgemüse ohne Zusätze
Süßes Obst (z.B. Trauben, Bananen, Birnen	Alle anderen Obstsorten	–
Zucker, Honig, Rübensirup, auch Fruktose und alle damit hergestellten Nahrungsmittel	Süßstoff (wenn man ohne nicht auskommt)	Süßstoff (wenn man ohne nicht auskommt)
Trockenobst, Erdnüsse	Alle anderen Nüsse und Samen	Alle anderen Nüsse und Samen
Alkohol, Fruchtsäfte, Limonaden	Mineralwasser, Kräutertee, Getreidekaffee, frisch gepreßte Obstsäfte	Mineralwasser, Kräutertees

Nahrungsmittel mit Hefe wie Hefeflocken, Hefeaufstriche, Sauerkraut sind bei der Anti-Pilz-Diät grundsätzlich **verboten**, ebenso fast alle **industriell hergestellten Fertigprodukte** (*z.B. Puddings, Suppen, Ketchup, Senf*), da sie fast immer Zucker und chemische Zusätze enthalten.

Die Diät sollte **1-2 Wochen streng** eingehalten werden, dann in abgemilderter Form (*z.B. Gabe von Vollkornprodukten*) mit 1-2 Tagen pro Woche, an denen wieder strenge Diät gehalten werden sollte.

Zahlreiche **Kräutertees** haben einen leichten antimykotischen Effekt und sollten reichlich getrunken werden (*z.B. Malve, Pfefferminze, Kamille, Wermut, Fenchel*). Eine deutliche antimykotische Wirkung hat der Knoblauch, der darum in einer Anti-Pilz-Diät großzügig vertreten sein darf (je nach geruchlicher und geschmacklicher Tolerierung).

- Nach der antimykotischen Therapie sollte sich sofort eine **Mikrobiologische Therapie** anschließen (siehe S. 137).

Was bewirkt Milchzucker?

Laktose und Laktulose – günstiger Dünger für günstige Darmbakterien

Milchzucker (Laktose) ist ein wichtiger Nährstoff für einige Darmkeime, die für uns sehr günstig sind. Darüber hinaus wirkt Milchzucker in größerer Dosis direkt abführend, da er in größerer Menge nicht von den im Darm vorkommenden Enzymen verstoffwechselt und in den Körper aufgenommen werden kann. Laktulose, ein dem Milchzucker ähnlicher Zucker, hat eine ähnliche Wirkung. Es existieren mittlerweile eine ganze Reihe von Laktulose-Fertigpräparaten auf dem deutschen Arzneimittelmarkt. Sie sollten mit einem Beutel eines Laktulose-Präparates oder einem EL Milchzucker täglich beginnen. Nach einigen Tagen auf die doppelte Menge steigern, bei noch nicht ausreichendem Erfolg nach einigen Tagen nochmals um einen Beutel bzw. 1 EL steigern. Diese Mittel wirken in der Regel nicht sofort am nächsten Tag, sondern im Verlauf der nächsten Tage. Viele Verstopfte erreichen mit dieser Therapie einen zufriedenstellenden Stuhlgang. Unter Berücksichtigung anderer Naturheilverfahren (*z.B. Ernährungsumstellung, größere Trinkmenge, Bewegung*) kann nach einiger Zeit eine schrittweise Reduktion von Laktose oder Laktulose versucht werden.

ACHTUNG: Nicht bei Darmverschluß, Laktose– oder Galaktoseintoleranz anwenden! Zu Beginn der Behandlung kann es zu Blähungen, gegebenenfalls mit Bauchschmerzen, Übelkeit oder Erbrechen kommen. Bei langsamen „Einschleichen" mit stufenweiser Steigerung der Dosis kommt dies jedoch recht selten vor. Die Blähungen sind meist vorübergehend. Bei längerer Anwendung hoher Dosen kann es – wie bei anderen Abführmitteln auch – zu Elektrolytverlusten mit entsprechenden Folgen kommen (siehe Kap. Mineralstoffe, S. 91).

Laktulose- und Milchzuckerpräparate

Handelspräparat	Menge	Preis in DM
Bifinorma® Sirup	10 ml = 6 g	0,50 (bei 500 ml)
Bifiteral® Sirup	10 ml = 6 g	0,60 (bei 500 ml)
Bifiteral® G Granulat	1 Beutel = 6 g	0,45 (bei 120 Beuteln)
Eugalac Sirup	10 ml = 6 g	0,59 (bei 500 ml)
Hektulose Sirup	10 ml = 6 g	0,60 (bei 500 ml)
Hepa-Merz® Lact® Sirup	10 ml = 6 g	0,60 (bei 500 ml)
Lactofalk® Granulat	1 Beutel = 6 g	1,68 (bei 100 Beuteln)
Lactuflor® Sirup	10 ml = 6 g	0,60 (bei 500 ml)
Lactuflor® Granulat	1 Beutel = 10 g	1,51 (bei 100 Beuteln, 0,91/ 6 g)
Lactulose Neda® Sirup	10 ml = 6 g	0,60 (bei 500 ml)
Lactuverlan® Granulat	1 Beutel = 6 g	0,45 (bei 100 Beuteln)
Lactuverlan® Sirup	10 ml = 6 g	0,57 (bei 500 ml)

Laevilac S® Sirup	10 ml = 6 g	0,60 (bei 500 ml)
Tulotract® Sirup	10 ml = 6 g	0,60 (bei 500 ml)
Edelweiß Milchzucker	1 EL = 10 g	0,16 (bei 200 g)*

* Milchzucker und Laktulose sind nur bedingt miteinander vergleichbar.

Literatur

Rost: Die Candida-Mykose – eine Pilzerkrankung mit vielen Gesichtern. TRIAS-Verlag, Stuttgart.

Mayr/Stossier: Die Candida-Diät. Karl F. Haug Verlag, Heidelberg.

Informationen zur Mikrobiologischen Therapie erhältlich beim:
Institut für Mikroökologie, Kornmarkt 34, 35745 Herborn, Tel. 02772-41033

Homöopathie: Ähnliches wird durch Ähnliches geheilt

Das richtig gewählte Mittel kann eine rasche, deutliche Besserung bewirken.

Bei einer homöopathischen Behandlung werden Arzneimittel, die in hoher Dosierung ein bestimmtes Leiden oder bestimmte Symptome erzeugen können, zur Behandlung eben dieses Leidens oder dieser Symptome verabreicht. Diese Mittel werden in besonderer Weise bearbeitet (potenziert), was ihre Wirksamkeit verstärken soll. Aufgrund der homöopathischen Sicht von Krankheiten gibt es nicht **das** Mittel gegen Verstopfung, sondern es muß ein Mittel gefunden werden, was aufgrund seines Arzneimittelbildes (alle Symptome, die zu diesem Mittel gehören) besonders gut zu dem Symptomenbild des Patienten paßt. Unten ist eine kleine Auswahl homöopathischer Mittel beschrieben, die sich bei Verstopfung bewährt haben. Für die meisten Verstopften dürfte eines dieser Mittel gut passen und wirken. Potenzen von D1 bis D4 sollten dreimal täglich, D6 zweimal täglich und D12 einmal täglich eine Gabe eingenommen werden (*z.B. 1 Tablette oder 10 Tropfen*). Es kann aber auch eine homöopathische Konstitutionsbehandlung mit Hochpotenzen erforderlich werden. Eine solche Behandlung sollte jedoch einem ausgebildeten Homöopathen (Arzt oder Heilpraktiker) vorbehalten bleiben.

- **Alumina D3, D4, D6:** muskelschlaffe (atonische) Verstopfung, trockener, fester, knotiger Stuhl, schneidender Afterschmerz, Gefühl, als ob der After zu eng ist, meist schwächliche, magere, frostige Menschen mit trockener, schlaffer Haut
- **Bryonia D3, D4, D6:** trockener, harter Stuhl, Durst auf große Mengen kalten Wassers, Magendrücken wie von einem Stein, Reizbarkeit, Geschäftigkeit, Essen verschlechtert, Ärger verschlechtert, Bewegung verschlechtert
- **Carduus marianus D1, D2, D3, D4:** Leberleiden mit Verstopfung, Druck im rechten Oberbauch, kolikartiger Leibschmerz, Völlegefühl, Übelkeit, Erbrechen
- **Collinsonia canadensis D1, D2:** Schwangerschaftsverstopfung mit trockenem, knotigem Stuhl, Leibschmerz vor und nach Stuhlgang
- **Magnesium muriaticum D3:** drückender Leibschmerz, starke Winde, knolliger, harter Stuhl wie Schafkot, vergeblicher Stuhldrang, Gefühl, als ob Stuhl wieder zurückgeht, nach Stuhlgang Leibschmerz und Übelkeit
- **Nux vomica D4, D6, D12:** krampfartige (spastische) Verstopfung, Gefühl, als ob nicht alles abgegangen ist, donnernder Stuhlgang, blutende Hämorrhoiden, oft lebhafte, reizbare Menschen mit sitzender Tätigkeit und Verlangen nach Genußmitteln
- **Opium D6:** muskelschlaffe (atonische) Verstopfung, z.B. nach Operationen oder bei Bettlägerigkeit

- **Silicea D4, D6, D12:** mit großer Anstrengung tritt der Stuhl nur teilweise hinaus und gleitet wieder zurück, harter, knolliger Stuhl, Blähungen, faulige Winde, oft abgemagerte, sehr frostige Menschen mit Neigung zu kaltem Fuß- oder Kopfschweiß
- **Sulfur D4, D6, D12:** harter, trockener Stuhl, Afterbrennen, -jucken, erfolgloser Drang, Gefühl, mit dem Stuhlgang fertig zu sein

Akupunktur/ -pressur: Die Reizung der richtigen Hautpunkte stellt ein gestörtes Gleichgewicht wieder her

Ein bewährtes nebenwirkungsarmes Heilverfahren

Die Akupunktur ist ein uraltes Heilverfahren. Die Chinesen, aber auch andere Völker, bedienen sich der Akupunktur seit mindestens 5000 Jahren. Auf der Haut gibt es mehrere hundert **Akupunkturpunkte**, deren Existenz inzwischen mit thermischen und elektrischen Meßmethoden, aber auch durch mikroskopische Gewebsuntersuchungen nachgewiesen werden konnte. Jeweils mehrere Akupunkturpunkte werden einem bestimmten **Akupunkturmeridian** zugeordnet. Dieser Meridian ist eine gedachte Verbindung zwischen den einzelnen Punkten. Er wird einem bestimmten Organ zugeordnet (*z.B. Di=Dickdarmmeridian, Dü=Dünndarm, M=Magen, B=Blase, Le=Leber, G=Galle, KG=Konzeptionsgefäß*). Der Meridian hat aber stets eine weit größere Bedeutung, als nur für dieses Organ zuständig zu sein. Im Gewebe lassen sich Meridiane nicht nachweisen, weswegen ihre Existenz von Kritikern bezweifelt wird. Reizt man jedoch einen Punkt eines Meridians, so lassen sich mit objektiven Meßmethoden (*z.B. elektrische Widerstandsmessung*) Veränderungen an allen anderen Punkten des zugehörigen Meridians – und nur dieses Meridians –

finden. Die Art dieser Informationsübertragung ist noch nicht geklärt.

Über eine Reizung einzelner Akupunkturpunkte (*z.B. durch Nadelstiche, elektrischen Strom, Wärme, Laserlicht*) soll ein gestörter Energiefluß (besser vielleicht: Informationsfluß) wieder normalisiert werden. Funktionelle Störungen im Körper, die mit diesem gestörten Energiefluß zusammenhängen, können so behoben werden. Die Akupunktur ist mittlerweile durch viele positive Erfahrungen auch durch westliche Ärzte und wissenschaftliche Studien von der Schulmedizin (abgesehen von einigen Unverbesserlichen) anerkannt. Für bestimmte Krankheiten übernehmen inzwischen sogar gesetzliche Krankenkassen die Kosten.

Der gestörte Energiefluß wird wieder normalisiert.

Erfahrene Akupunkteure können durch bestimmte diagnostische Maßnahmen herausfinden, in welchen Meridianen **Störungen des Energieflusses** vorliegen. Bei derselben Krankheit (*z.B. Migräne*) liegt bei dem einen Patienten möglicherweise eine Störung im Magenmeridian vor, bei dem anderen hingegen des Blasenmeridians. Durch Reizung bestimmter Punkte des betroffenen Meridians, aber auch von bestimmten Punkten anderer Meridiane, die mit diesem in Verbindung stehen, kann eine Regulation in Richtung zur Norm erreicht werden. Die Behandlungen sind teilweise sehr diffizil und erfordern große Erfahrung und großes Wissen.

Bei der **Akupressur** wird – meist mit der Fingerkuppe oder dem Knöchel eines Fingers – Druck auf einen Akupunkturpunkt ausgeübt. Die Reizung der unten angegebenen Punkte stellt keine subtile Akupressur dar, da individuelle und konstitutionelle Gesichtspunkte hierbei nicht berücksichtigt werden. Es handelt sich jedoch um bewährte Punkte, die bei Verstopfung durchaus unterstützend neben anderen Maßnahmen hilfreich sein können.

Zur Behandlung drücken Sie mit der Fingerkuppe von Daumen oder Zeigefinger oder dem Knöchel eines Fingers 5-10 Sekunden kräftig auf den entsprechenden Akupunkturpunkt (nacheinander beide Körperseiten, außer KG-Meridian, der nicht paarig angelegt ist).

Sehr gute Erfolge möglich: Di 4, 10, 11, Dü 3, M 25, B 25

Bei krampfartiger (spastischer) Verstopfung zusätzlich: Le 2, 3

Bei muskelschlaffer (atonischer) Verstopfung zusätzlich: Le 9, G 34, M 36, KG 4, 6 (s. Abb.)

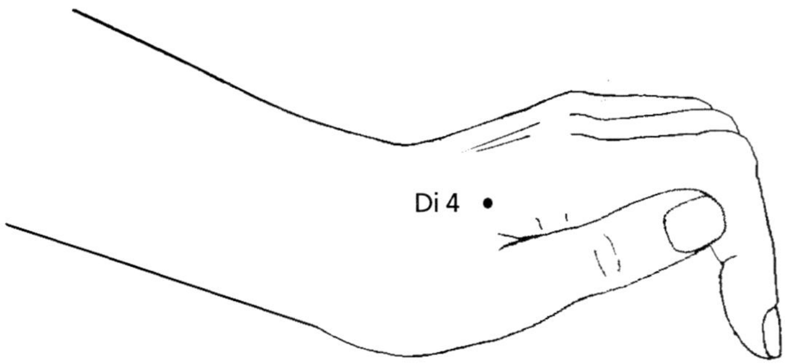

Abb. 10: Di 4 – Beim Anlegen des Daumens an den Zeigefinger entsteht ein kleiner Muskelbauch, auf dessen höchster Stelle der Punkt lokalisiert ist.

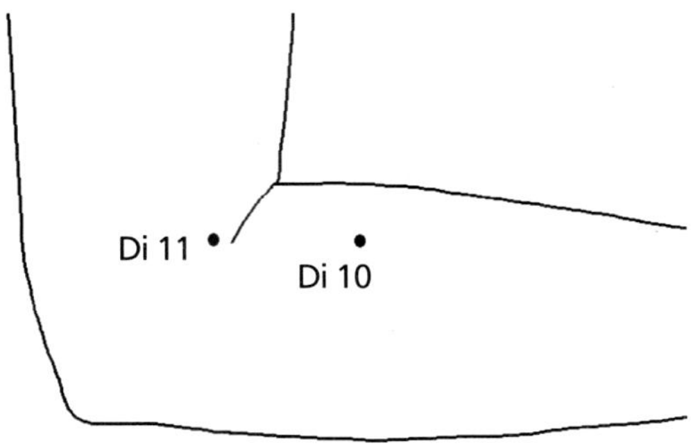

Abb. 11: Di 10, Di 11 – Bei gebeugtem Unterarm befindet sich der Di 11 am Ende der Hautbeugefalte, Di 10 liegt zwei Daumenbreiten daumenwärts.

Abb. 12: G 34 – Dieser Punkt liegt an der Außenseite des Unterschenkels, etwas vor und unterhalb des Wadenbeinköpfchens, bei gebeugtem Knie entsteht dort eine kleine Mulde.

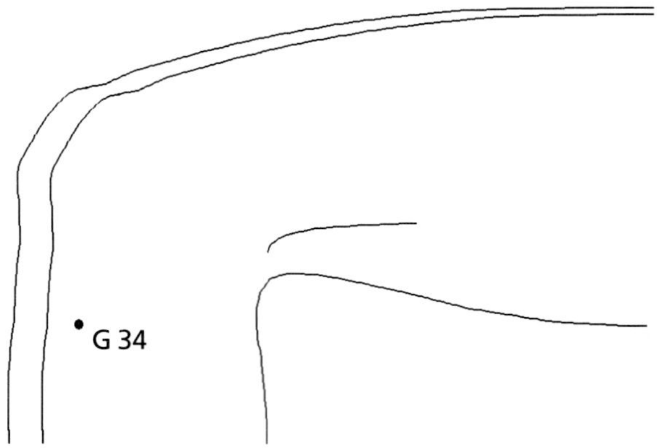

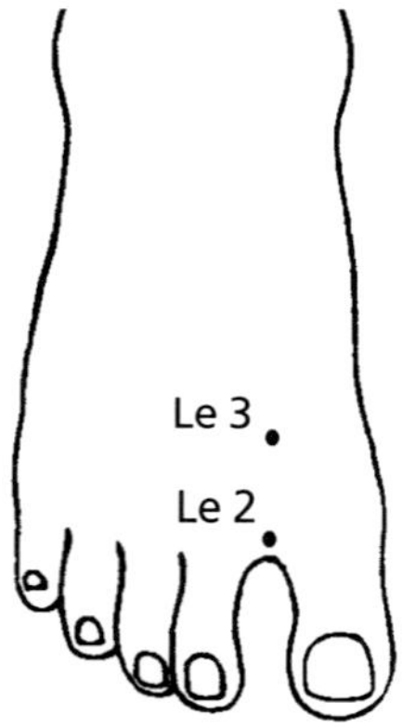

Abb. 13: Le 2, Le 3 – wie auf der Zeichnung angegeben. Le 9 – an der Innenseite des Oberschenkels, vier Daumenbreiten über dem Kniegelenk.

Abb. 14: Dü 3 – Bei halbem Schluß der Hand liegt der Punkt ca. 1 cm körperwärts vom Kleinfingergrundgelenk am Ende der entstehenden Hautfalte. Innerer Schulterrand.

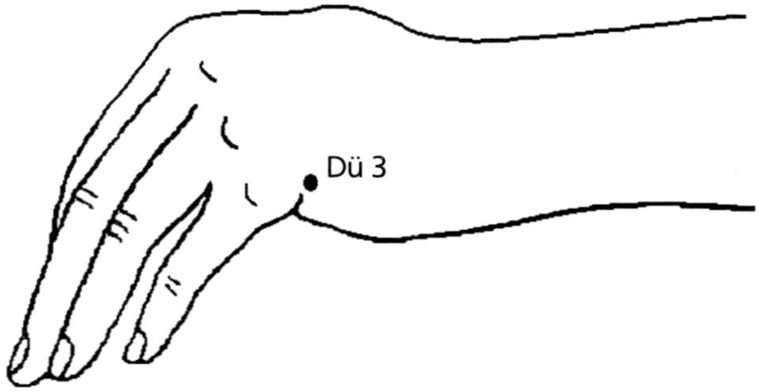

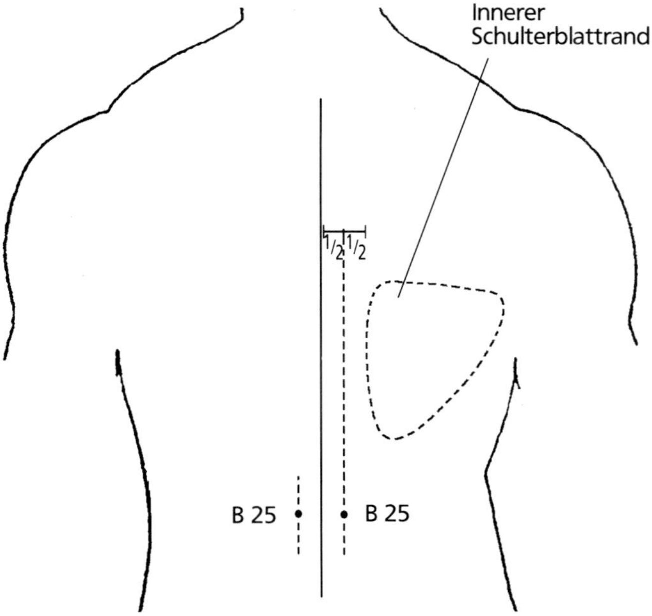

Abb. 15: B 25 – Der Punkt liegt auf einer Linie, die in der Mitte zwischen der Mittellinie und dem inneren Schulterblatt gelegen ist, in Höhe des Unterrandes des 4. Lendenwirbels.

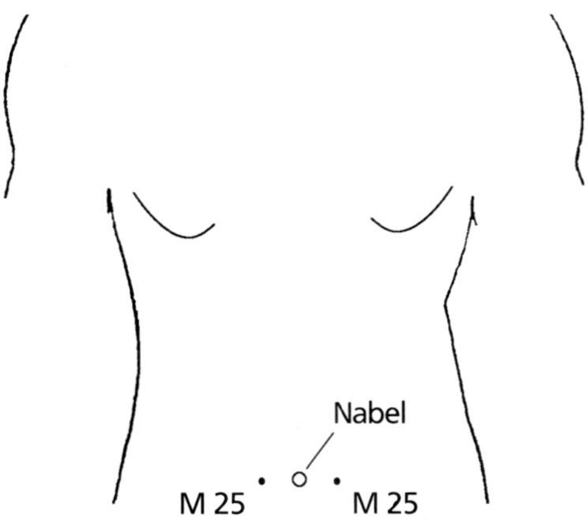

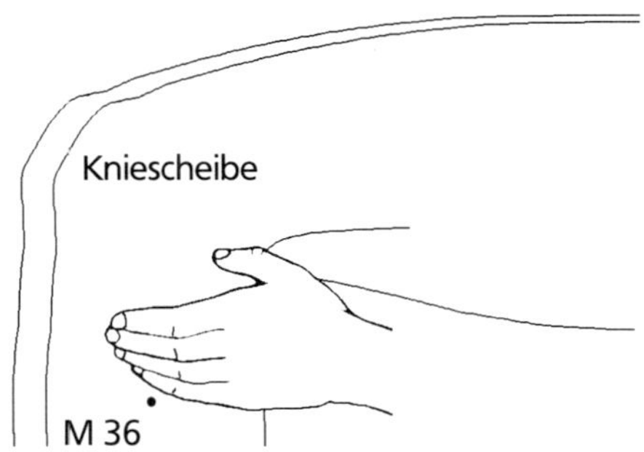

Abb. 16: M 25 – Zwei Daumenbreiten seitlich des Nabels, M 36 – An der Unterschenkelvorderseite vier Querfinger unterhalb der Kniescheibe.

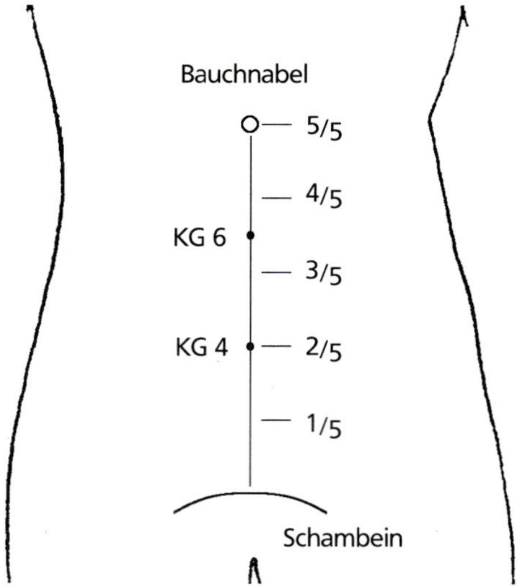

Abb. 17: KG 4, KG 6 – Diese Punkte befinden sich auf einer Linie zwischen Schambein und Nabel. Die Verbindungslinie wird in fünf Fünftel eingeteilt. KG 4 liegt zwei Fünftel oberhalb des Schambeins, KG 6 in der Mitte des vierten Fünftels.

Sonstige Verfahren

An dieser Stelle sollen noch weitere Naturheilverfahren vorgestellt werden, die nicht von Ihnen selbst, sondern von professionellen Therapeuten praktiziert werden. Es handelt sich um Verfahren, die nicht die Methoden der ersten Wahl darstellen, die aber im Einzelfall eine hartnäckige Verstopfung durchaus entscheidend verbessern können.

Neuraltherapie

Auch die Neuraltherapie kann zur Besserung oder sogar zur Heilung einer Verstopfung möglicherweise Entscheidendes beitragen. Bei der Neuraltherapie werden Lokalanästhetika an Narben, an Nerven, in Muskeln, an oder in Gelenke, an oder in Organe und andere Körperstrukturen injiziert. Neuraltherapie ist eine Regulations- oder Umstimmungstherapie, bei der Lokalanästhetika injiziert werden. Lokalanästhetika sind Substanzen, die die Fortleitung von Nervenreizen für Minuten bis Stunden blockieren („örtliche Betäubungsmittel“).

Neuraltherapeuten behandeln mit Injektionen dieser „Betäubungsmittel" u.a. in die Haut, in Muskeln, an Narben, in Akupunkturpunkte und an Nerven. Das klassische, fast jedem aus eigener Erfahrung bekannte Beispiel für eine Lokalanästhesie ist die Betäubungsspritze beim Zahnarzt: *Für eine gewisse Zeit nach der Injektion sind sowohl die Schmerzempfindung als auch das Berührungsgefühl im Bereich des betäubten Nerven ausgeschaltet.* Bei der Wirkung der Neuraltherapie kommt es allerdings weniger auf diese schmerzstillende Lokalanästhesie (= örtliche Betäubung), als auf die Regulierung gestörter örtlicher oder übergeordneter Regelkreise an.

Zur Behandlung der Verstopfung sollten verdächtige Störfelder besonders im Bauchbereich, aber auch in anderen Körperregionen (*z.B. Mandeln, Narbe nach Mandelentfernung, Nasennebenhöhlen*) ausgeschaltet werden. Ein **Störfeld** (*z.B. eine alte Narbe, eine chron. entzündete Rachenmandel*) sendet ständig Dauerreize aus, die die Regelkreise laufend belasten. An einem Ort verminderter Abwehrkraft, der damit für das Auftreten einer krankhaften Störung disponiert ist, führen diese Dauerreize zu Beschwerden, wobei dieser Ort weit vom Störfeld entfernt sein kann. Wird an das Störfeld ein Lokalanästhetikum injiziert, gehen – zumindest für eine gewisse Zeit – vom Störfeld keine schädlichen Dauerreize mehr aus und die Selbstregulationskräfte des Organismus sind wieder in der Lage, die Beschwerden aus eigener Kraft zu beseitigen.

Die Ausschaltung eines Störfeldes kann zu einer „Sekundenheilung" führen.

Neben der Störfeldbehandlung bietet sich aber auch eine lokale bzw. segmentale Behandlung an. Für Neuraltherapeuten: Injektionen an den abdominalen Grenzstrang links (selten auch rechts) und in die Magengrube führen oft zu einer schlagartigen Verbesserung einer Verstopfung. Außerdem kommen Quaddelungen in die Headschen Zonen des Darmes (Dünndarm: Th 9-Th 11, Dickdarm Th 11-L 1, Enddarm Th 10-L 3) sowie präperitoneale Injektionen an empfindliche Stellen des Abdomens in Frage. Auch präsakrale oder Injektionen an den gynäkologischen Raum können hilfreich sein.

Colon-Hydro-Therapie – Kneippsche Güsse für den Darm

Colon-Hydro-Therapie

Die Colon-Hydro-Therapie funktioniert grundsätzlich genauso wie ein Einlauf (siehe Kap. Der Einlauf, S. 113). Die Colon-Hydro-Therapie ist jedoch technisch aufwendiger. Der Darm wird mehrmals hintereinander gespült, wodurch eine wesentlich intensivere und gründlichere Reinigung des Darmes als beim Einlauf erfolgt. Wegen des verhältnismäßig großen apparativen Aufwandes wird diese Therapie fast ausschließlich in Kliniken oder Sanatorien durchgeführt.

Elektrotherapie – intensives Muskeltraining

Elektrotherapie

Die Elektrotherapie ist geeignet, schwache oder teilweise gelähmte Muskeln zu trainieren. Daher können prinzipiell auch die Darmmuskeln – insbesondere bei atonischer Obstipation – mit Elektrotherapie erfolgreich behandelt werden. Für Therapeuten: 5 Minuten Vorbehandlung der Bauchdeckenmuskulatur mit Schwellströmen von 50 Hz, anschließend 50 Minuten mit Exponentialströmen (Impulsdauer 250 ms, Pausendauer 2000 ms). Die Anzahl der Behandlungen sollte nicht unter 20 liegen. Es handelt sich also um eine recht aufwendige Therapie, die daher nur im Rahmen einer stationären Heilmaßnahme oder bei unbefriedigendem Erfolg durch andere Maßnahmen erwogen werden sollte.

Manuelle Therapie kann Gelenk-Fehlfunktionen rasch beseitigen.

Manuelle Therapie

Bei der Manuellen Therapie, die Sie vielleicht auch unter dem Namen „Chirotherapie" kennen, werden blockierte Gelenke, durch bestimmte mobilisierende oder manipulierende Handgriffe in ihrer Funktion wieder hergestellt. Eine Verstopfung kann auch mit Fehlfunktionen in der Wirbelsäule verbunden sein. Die Beseitigung solcher Fehlfunktionen durch Manuelle Medizin kann die Verstopfung unter Umständen entscheidend bessern. Diese Therapie sollte allerdings nur von gut ausgebildeten Therapeuten durchgeführt werden. Bei Beachtung bestimmter Gegenanzeigen (*z.B. starke Osteoporose*) und Einhaltung gewisser Regeln der Manuellen Therapie handelt es sich um ein sinnvolles, risikoarmes Naturheilverfahren.

Fußreflexzonenmassage

Reizung über die Haut kann innere Organe regulieren.

Bei der Fußreflexzonenmassage werden bestimmte Gebiete der Fußsohle, die bestimmten Körperregionen zugeordnet sind, gezielt gereizt. Reflektorisch soll damit Einfluß auf Störungen eben dieser Körperregionen genommen werden. Durch Massage der Darmzonen am Fuß kann so die Tätigkeit der Darmmuskulatur verbessert werden. Eine Behandlungsserie würde beispielsweise 2-3 Sitzungen pro Woche, insgesamt 10-12 Sitzungen, umfassen.

Anhang

Naturheilkundliches Lexikon zur Verstopfung

Abführmittel: Alle medikamentös angewendeten Stoffe, die abführend wirken (*z.B. Pflanzenbestandteile mit darmirritierenden Substanzen, pflanzliche Ballaststoffe, Glaubersalz, Magnesiumverbindungen in hoher Dosierung, Milchzucker*)

Anal: Dem After zugehörig

Analfissur: Afterschrunde, oft bei hartem Stuhl oder -> Hämorrhoiden, meist sehr schmerzhaft

Atonische Obstipation: Schlaffe Verstopfung, Verstopfung mit träger Tätigkeit der Darmmuskulatur und spärlicher -> Peristaltik im Gegensatz zur -> spastischen Obstipation

Ballaststoffe: Alle unverdaulichen Pflanzenbestandteile (*z.B. Zellulose, Hemizellulose, Pektin, Lignin*), sie fördern durch Vergrößerung des Stuhlvolumens die -> Peristaltik und verringern die -> Darmpassagezeit

Bittersalz: Magnesiumsulfat, ein vom Darm nicht (oder kaum) aufnehmbares Salz mit einer hohen Wasserbindungsfähigkeit, welches dadurch den Wasseranteil und damit das Volumen des Stuhls deutlich vergrößert, sehr bitter schmeckend

Chymus: Nahrungsbrei (im Magen und Dünndarm)

Colon: Dickdarm

Colon irritabile: -> Reizdarm

Darmpassagezeit: Die Zeit, die von der Nahrungsaufnahme bis zum Stuhlgang vergeht, je länger diese Zeit ist, desto stärker ist die Verstopfung, eine Darmpassagezeit von 24-48 Stunden ist anzustreben, 72-96 Stunden oder mehr sind ungünstig

Defäkation: Stuhlentleerung

Defäkationsreflex: Wird durch die -> Peristaltik der Enddarm mit Stuhl gefüllt, so wird dieser Füllungszustand über Nervenrezeptoren gemessen und über Nerven an das Rükkenmark und das Gehirn weitergeleitet, durch aktive Entspannung des Afterschließmuskels kann dann die Entleerung erfolgen

Diarrhö: Durchfall

Divertikel: Ausstülpungen von Teilen der Darmwand, meist erbsen- bis haselnußgroß, Divertikel entstehen meist durch hohen Druck innerhalb des Darmes, wie er bei einer Verstopfung häufig vorkommt

Divertikulitis: Entzündung von -> Divertikeln

Divertikulose: Gehäuftes Auftreten von Divertikeln, meist im unteren Bereich des Dickdarms

Duodenum: Zwölffingerdarm, der erste Teil des Dünndarms

Dysbiose: Fehlbesiedelung des Darmes mit für den Menschen ungünstigen Keimen

Elektrolyte: Als Ionen (elektrisch positiv oder negativ geladene Teilchen) im Blut vorkommende Blutsalze (*z.B. Chlorid, Natrium, Kalium, Magnesium*), bei einer Verstopfung liegt nicht selten ein Mangel an Magnesium und/oder Kalium vor

Faeces: Inhalt des Dickdarms, Stuhl

Gastrocolischer Reflex: Wird dem Magen (Gaster) feste Nahrung oder Flüssigkeit zugeführt, so kommt es über Nervenimpulse reflektorisch zu einer verstärkten -> Peristaltik des Dickdarms (Kolon), deshalb wird oft direkt nach dem Frühstück ein starker Stuhldrang verspürt

Glaubersalz: Natriumsulfat, ein vom Darm nicht (oder kaum) aufnehmbares Salz mit einer hohen Wasserbindungsfähigkeit, welches dadurch den Wasseranteil und damit das Volumen des Stuhls deutlich vergrößert, sehr bitter schmeckend

Hämorrhoiden: Erweiterung von Blutgefäßen im Bereich des Afters, eine Verstopfung begünstigt das Auftreten von Hämorrhoiden

Haustren: Ausbuchtungen des Dickdarms

Hypokaliämie: Kaliummangel, eigentlich zu wenig Kalium im Blut, es wird unter einer Hypokaliämie jedoch allgemein ein zu niedriger Kaliumbestand des Gesamtkörpers verstanden

Hypomagesiämie: Magnesiummangel, siehe auch Hypokaliämie

Ileum: Krummdarm, Endteil des Dünndarms

Ileus: Darmverschluß

Irrigator: Einlaufgerät

Jejunum: Leerdarm, mittlerer Teil des Dünndarms

Kolon: Colon, Dickdarm

Laktose: Milchzucker, wichtigstes Kohlenhydrat der Milch, wirkt in höherer Dosierung abführend

Laktulose: Milchzuckerähnlicher Stoff, wirkt abführend

Laxanzien: Abführmittel

Laxanzienabusus: Abführmittelmißbrauch, werden täglich oder fast täglich Abführmittel benötigt, weil ohne Abführmittel praktisch kein Stuhlgang möglich ist, so besteht bereits eine Abhängigkeit, die man als einen solchen Mißbrauch bezeichnet

Obstipation: Verstopfung

Oral: Dem Mund zugehörig

Peristaltik: Wurmförmige Bewegungen des Magen-Darm-Traktes, aber auch des Harnleiters, in diesem Zusammenhang interessiert nur die Peristaltik von Speiseröhre, Magen, Dünndarm und Dickdarm, sie wird durch rhythmische Zusammenziehungen der Darmmuskulatur erzeugt und dient dem Weitertransport bzw. der Durchmischung des Nahrungsbreis bzw. des Stuhls

Psychosomatische Erkrankung: Eine Krankheit, bei der das Zusammenspiel zwischen seelischen und körperlichen Faktoren besonders bedeutsam ist, im Prinzip ist jede Krankheit psychosomatisch, da keine Krankheit ohne ein gewisses Zusammenspiel von Seele und Körper verläuft, bei einigen Erkrankungen ist der Zusammenhang jedoch besonders eng (*z.B. Migräne, funktionelle Herzbeschwerden, Reizdarm*)

Reizdarm: Funktionelle Störung, die mit Verstopfung, Durchfall oder Wechsel zwischen beidem einhergehen kann, oft liegt dabei eine -> spastische Obstipation vor, psychosomatische Erkrankung

Rektal: Dem -> Rektum zugehörig (*Beispiel: Wir unterscheiden die rektale von der -> oralen Temperaturmessung, eine Tablette wird oral eingenommen, ein Zäpfchen rektal.)*

Rektum: Mastdarm, der Endteil des Dickdarms

Spastische Obstipation: Verstopfung, die mit starken, krampfhaften Zusammenziehungen der Muskulatur einhergeht, oft bei -> Reizdarm

Sphinkter: Schließmuskel

Suppositorium: Zäpfchen

Rezepte

Die Empfehlung, sich ballaststoffreich zu ernähren, ist fast jedem Verstopften bekannt. Doch wie soll man eine ballaststoff- und mineralstoffreiche Ernährung verwirklichen, wenn man jahrzehntelang nur die normale, zivilisatorische Hausmannskost kannte? Lebensmittellisten helfen hier nur begrenzt weiter. Auch allgemeine Hinweise (siehe Kap. Ernährung, S. 71) sind nur in begrenztem Maße hilfreich. Der Verstopfte sollte eben nicht nur ballaststoffreiche Lebensmittel kennenlernen, sondern ganze Gerichte. Dies geschieht am besten, indem vollwertige Gerichte nach Rezepten aus Vollwert-Kochbüchern zubereitet werden oder – noch besser – indem ein Vollwertkochkurs besucht wird. Solche Kochkurse werden mittlerweile praktisch in allen Städten beispielsweise von Volkshochschulen oder Krankenkassen angeboten. Das Angebot an guten Vollwertkochbüchern in den Buchhandlungen ist in den letzten Jahren enorm angewachsen. Eine kleine Auswahl finden Sie im Literaturverzeichnis des Kap. Ernährung, S. 71.

An dieser Stelle sollen Ihnen beispielhaft einige Rezepte vorgestellt werden. Dies kann für Sie ein Einstieg in eine vollwertige Ernährungsweise sein. Zur Veranschaulichung, welche Ballaststoff- und Mineralstoffmengen (nur Kalium, Magnesium) dabei zugeführt werden, sind die entsprechenden Zahlen unter dem Rezept angegeben. Weiterhin ist aufgeführt, wieviel Prozent des jeweiligen Tagesbedarfes (bezogen auf eine 36-50jährige Frau) an Kalorien (normal 2000 kcal), Ballaststoffen (30 g) sowie Kalium (3 g) und Magnesium (300 mg) in einer solchen Mahlzeit enthalten sind. Liegt die Prozentzahl des Ballaststoffgehaltes weit über der Prozentzahl der Kalorien, so handelt es sich um ein sehr ballaststoffreiches Gericht (das Verhältnis beider Zahlen gibt übrigens die relative Nährstoffdichte wieder, die in der Lebensmittelliste auf Seite 179–184 angegeben ist).

Diese Zahlenwerte – sowohl in dieser kleinen Rezeptsammlung als auch in der Lebensmittelliste – sollen lediglich eine grobe Orientierung liefern. Werden Sie aber bitte nicht zum Zahlenfetischisten! Der Gehalt einzelner Lebensmittel und in Folge auch der zubereiteten Gerichte kann von Wachstum, Ernte, Transport, Lagerung, Zubereitung und vielen anderen Faktoren teilweise erheblich beeinflußt werden. Die nackten Zahlen spiegeln also eine Schein-Genauigkeit wider, die in Wirklichkeit so gar nicht existiert. Die Größenordnung ist allerdings schon korrekt. Wählen Sie Lebensmittel aber nicht nur nach ihrem Nährstoffgehalt aus. Bevorzugen Sie die auf S. 185–186 empfohlenen Lebensmittelgruppen und mei-

Nährstoffgehalt, Geschmack und Bekömmlichkeit sollten stimmen.

den Sie weitgehend die als weniger empfehlenswert eingestuften Lebensmittelgruppen, vernachlässigen Sie aber bitte nicht ein von Ihnen geliebtes Gemüse, weil es im Nährstoffgehalt ein klein wenig unter dem anderer Gemüse steht. Wählen Sie Ihre Speisen nach dem Nährstoffgehalt, Ihrem persönlichen Geschmack und Ihren Vorlieben sowie nach der Bekömmlichkeit aus – alles sollte stimmen!

Und nun viel Spaß beim Kochen und Genießen!

Frischkornbrei

Rezept für 4 Personen

Zutaten:

240 g Weizen
120 g Hafer
300 g Apfel (= 2 mittelgroße Äpfel)
60 g Zitronensaft (= 6 EL)
40 g Sahne (30 %) (= 4 EL)
300 g Banane (= 2 große Bananen)
120 g Kiwi (= 2 Kiwis)
200 g Orangen (= 2 kleine Orangen)
60 g Walnüsse
40 g Kokosraspeln

Nährstoffe (pro Person)

	Energie (kcal)	Ballaststoffe (g)	Kalium (mg)	Magnesium (mg)
Absolut	654	16,8	1133	198
% des Tagesbedarfs	33	56	38	66

Der größte Teil der Ballaststoffe (ca. die Hälfte) stammt aus dem Weizen und dem Hafer, aber auch die einzelnen Obstsorten erhöhen die Ballaststoffmenge. Es ist beachtlich, daß bei einer Energiezufuhr von nur einem Drittel des Tagesbedarfs bereits mehr als die Hälfte des Ballaststoffbedarfes gedeckt wird. Die größten Kaliumlieferanten in diesem Brei sind der Weizen, die Banane und die Orange, der größte Magnesiumspender ist der Weizen.

Zubereitung:
Weizen und Hafer abends schroten (Getreidemühle, alte Kaffeemühle) und in Wasser einweichen (reichlich Wasser, es sollte aber nicht überstehen), über Nacht bedeckt stehen lassen. Am nächsten Morgen die Äpfel (möglichst einschließlich Gehäuse) reiben, zusammen mit dem Zitronensaft und der Sahne mit dem Getreidebrei vermischen. Die Früchte in kleine Stükke schneiden und zusammen mit den Nüssen dem Brei unterrühren. Den fertigen Brei mit den Kokosraspeln bestreuen.

Variationen:
Die Grundmischung aus Apfel, Zitronensaft, Getreide bleibt immer erhalten. Es können allerdings auch andere Getreide wie Gerste oder Getreidemischungen wie Drei- oder Sechskornmischungen verwendet werden. Der Grad der Schrotung bestimmt, wie stark gekaut werden muß. Es können zum Schrot auch einige ganze Körner eingeweicht werden. Die Sahne kann auch durch Kefir oder Joghurt (dann allerdings mehr) ersetzt werden. Es bietet sich Obst der Jahreszeiten (*z.B. im Sommer Erdbeeren, im Herbst Weintrauben*) an. Es können selbstverständlich auch andere Nüsse wie Haselnüsse oder Cashewnüsse verwendet werden. Die „Verzierung" muß nicht aus Kokosraspeln bestehen, der Phantasie sind keine Grenzen gesetzt. Passende Gewürze oder Würzmischungen (*z.B. Delifrut aus dem Reformhaus*) können den Geschmack verfeinern. Wenn Sie die Sahne vorher schlagen, wird der Brei noch angenehmer.

Der Frischkornbrei – ein guter Start in den Tag

Joghurt mit Trockenobst

Rezept für 1 Person

Zutaten:

1 Naturjoghurt (150 g, 3,5 % Fett, nicht wärmebehandelt)
2 getrocknete Feigen (ca. 30 g)
3 getrocknete Pflaumen (ca. 20 g)
3 getrocknete Aprikosen (ca. 20 g)
1 gehäufter EL Haselnüsse (ca. 10 g)

Nährstoffe (pro Person)

	Energie (kcal)	Ballaststoffe (g)	Kalium (mg)	Magnesium (mg)
Absolut	327	7,1	993	69
% des Tagesbedarfs	16	24	33	23

Die meisten Ballaststoffe liefern hierbei natürlich die Trockenfrüchte, beim Kalium und beim Magnesium sind alle Lebensmittel recht gleichmäßig beteiligt.

Zubereitung:

Das Trockenobst abends klein schneiden und in etwas Wasser einweichen, am nächsten Morgen mit der Flüssigkeit zum Joghurt geben, die Nüsse untermischen.

Obstteller

Rezept für 1 Person

Zutaten:

150 g Banane (groß)
150 g Apfel (groß)

120 g Kiwis (2 Stück)
150 g Weintrauben, rot
200 ml Karottensaft (1 großes Glas)

Nährstoffe (pro Person)	Energie (kcal)	Ballaststoffe (g)	Kalium (mg)	Magnesium (mg)
Absolut	444	12,6	1984	143
% des Tagesbedarfs	22	42	66	48

Es fällt auf, daß ein solcher Obstteller nur ein Fünftel des Energiebedarfs, aber fast die Hälfte des Tagesbedarfes an Ballaststoffen und Magnesium und sogar zwei Drittel des Kaliums deckt. Die Banane, der Apfel und die Kiwi sind hierbei die größten Ballaststoffspender, die Banane und die Weintrauben tragen am meisten zur Kaliumversorgung, die Banane am meisten zur Magnesiumversorgung bei.

Zubereitung:
Dieser Obstteller soll nur als Beispiel dienen. Es können selbstverständlich auch andere Obstsorten verzehrt werden, wobei Obst der Jahreszeit, regionale Erzeugnisse und nach Möglichkeit Produkte aus ökologischem Anbau bevorzugt werden sollten. Die Nährstoffberechnung gilt für das obige Beispiel. Es fällt trotz der Menge an Obst der geringe Kaloriengehalt auf. Ein solcher Obstteller eignet sich daher besonders nach einem ausgiebigen Abendessen als „Entlastungsmahlzeit“.

Konventionelles Frühstück

Rezept für 1 Person

2 Weißmehlbrötchen (60 g)
20 g Butter
2 Scheiben Schinken (60 g, gekocht)
20 g Marmelade
1 gekochtes Ei
1 große Tasse Bohnenkaffee
1 TL Zucker
10 g Kondensmilch (10 % Fett)
1 Glas Orangensaft (200 ml)

Nährstoffe (pro Person)

	Energie (kcal)	Ballaststoffe (g)	Kalium (mg)	Magnesium (mg)
Absolut	687	2,4	665	70
% des Tagesbedarfs	34	8	22	23

Dieses Frühstück darf Ihnen auch mal schmecken – sollte aber nicht die Regel sein.

Ein solches Frühstück, wie es in ähnlicher Form wohl hierzulande üblich ist, liefert immerhin ein Drittel des gesamten Tagesbedarfes an Energie, jedoch nur ein Zwölftel der erforderlichen Ballaststoffe! Abgesehen von den Brötchen und der Marmelade, die wenigstens eine geringe Menge Ballaststoffe enthalten, sind alle anderen Bestandteile eines solchen Frühstückes völlig ballaststofffrei. Auch von den lebenswichtigen Mineralien Kalium und Magnesium wird bei weitem nicht soviel bereitgestellt, wie es dem Kaloriengehalt angemessen wäre (noch nicht einmal berücksichtigt sind hierbei die Mineralverluste, die durch den Bohnenkaffee über die Niere erfolgen) – wahrlich kein guter Start in den Tag.

Weißkohlsalat

Rezept für 1 Person

Zutaten:

250 g Weißkohl
1 kleiner Apfel (100 g)
2 EL Sonnenblumenöl
1 EL Obstessig
1/4 TL Kümmel (ganz oder Pulver)
1/2 TL Senf
1/2 TL Honig
ein wenig Pfeffer und Salz nach Bedarf

Nährstoffe (pro Person)	Energie (kcal)	Ballaststoffe (g)	Kalium (mg)	Magnesium (mg)
Absolut	300	8,3	726	56
% des Tagesbedarfs	15	28	24	19

Der hohe Ballaststoff- und Mineralgehalt des Kohls und des Apfels macht diesen Salat so nährstoffreich. Der größte Kalorienträger ist mit Abstand das Öl.

Zubereitung:

Den Kohl und den Apfel (mit Schale, wenn möglich mit Gehäuse) fein raspeln, alles mit der Soße gut vermengen.

Rote-Bete-Salat und Brot mit vegetarischem Aufstrich

Rezept für 2 Personen

Zutaten:

250 g Rote Bete
100 g Apfel (1 kleiner Apfel)
100 g Walnüsse
20 g Zitronensaft
20 g Walnußöl
etwas Salz, frisches Basilikum (oder andere Kräuter)

80 g Vollkornbrot
10 g Butter
40 g Vegetarischer Aufstrich

Nährstoffe (pro Person)

	Energie (kcal)	Ballaststoffe (g)	Kalium (mg)	Magnesium (mg)
Absolut	641	11,0	762	126
% des Tagesbedarfs	32	37	25	42

Zubereitung:

Die Rote Bete und den Apfel fein raspeln, die Walnüsse grob hacken, mit Zitronensaft, dem Walnußöl und den Kräutern vermischen. Den Salat vor oder zum Brot essen.

Möhrensalat und Brot mit vegetarischem Aufstrich

Rezept für 2 Personen

Zutaten:

300 g Möhren (drei mittelgroße Möhren)
300 g Apfel (2 große Äpfel)
300 g Orange (2 große Orangen)
150 g Joghurt (1,5 % Fett)
30 g Sonnenblumenöl (3 EL)
10 g Mandelmus (1 EL)

160 g Vollkornbrot (4 Scheiben)
80 g Vegetarischer Aufstrich

Nährstoffe (pro Person)

	Energie (kcal)	Ballaststoffe (g)	Kalium (mg)	Magnesium (mg)
Absolut	611	20,2	1497	149
% des Tagesbedarfs	31	67	50	50

Dieser Möhrensalat deckt ein Drittel des Energiebedarfs, aber zwei Drittel des Tagesbedarfs an Ballaststoffen und die Hälfte an Kalium und Magnesium. Die Möhren und das Vollkornbrot liefern dabei über die Hälfte der Ballaststoffe dieses Gerichtes, der größte Kaliumspender sind hier ebenfalls die Möhren, der größte Magnesiumspender ist das Vollkornbrot.

Zubereitung:

Salatsauce aus Joghurt, Öl und Mandelmus mischen. Möhren und Äpfel säubern und raspeln, die Orangen in kleine Stücke schneiden, alles mit der Salatsauce gut durchmischen.

Dazu Brot mit vegetarischem Aufstrich, als Variation bieten sich viele Brotaufstriche an, z.B. Tartex® (Hefeaufstrich), Yofresh® (Joghurt-Gemüseaufstrich).

Avocadocreme mit Brot

Rezept für 2 Personen

Zutaten:

200 g (= 1 frische, reife) Avocado
50 g Zwiebel (eine kleine)
20 g Zitronensaft (2 EL)
320 g Vollkornbrot (8 Scheiben)
etwas Salz und Pfeffer

Nährstoffe (pro Person)	Energie (kcal)	Ballaststoffe (g)	Kalium (mg)	Magnesium (mg)
Absolut	583	18,4	1140	133
% des Tagesbedarfs	29	61	38	44

Das Vollkornbrot stellt in diesem Gericht den Großteil der Ballaststoffe und des Magnesiums, die Avocado den größten Teil des Kaliums bereit.

Zubereitung:

Eine frische, reife Avocado von Schale und Kern befreien und zusammen mit der Zwiebel, dem Zitronensaft und etwas Salz und Pfeffer mit einer Küchenmaschine oder dem Mixer fein pürieren. Als frischen Aufstrich für die Brote verwenden, keine Butter oder Margarine unter den Aufstrich, da die Avocado („die Butter des Urwaldes“) selbst genügend fett ist.

Indische Reispfanne „Ravaya"

Rezept für 4 Personen

Zutaten:

10 g pflanzliches Bratfett (1 großer EL)
50 g Walnußöl (5 große EL)
400 g Aubergine
400 g Blumenkohl
400 g Zucchini
400 g Gemüsepaprika, rot oder gelb
100 g Erbsen
500 g Naturreis
10 g jodiertes Salz
100 g Gemüsebrühe
1 TL Kurkuma
1 TL Curry
1 TL Koriander
1/2 TL Cayenne-Pfeffer

Nährstoffe (pro Person)

	Energie (kcal)	Ballaststoffe (g)	Kalium (mg)	Magnesium (mg)
Absolut	689	14,5	1284	272
% des Tagesbedarfs	34	48	43	91

Dieses Gericht liefert bei Zufuhr von einem Drittel der Tagesenergie immerhin fast die Hälfte des Bedarfs an Ballaststoffen und Kalium, jedoch fast den gesamten Bedarf an Magnesium. Hierfür ist in erster Linie der ungeschälte Reis verantwortlich. Bei den Ballaststoffen liefern die Auberginen, der Blumenkohl, die Paprika und der Reis etwa gleich große Anteile, ebenso beim Kalium, hier liefern auch die Zucchini bedeutsame Mengen.

Zubereitung:
Kurkuma, Curry, Koriander und Cayenne-Pfeffer eine Minute im Bratfett anbraten. Den Blumenkohl in Röschen teilen und mit dem Walnußöl 5 Minuten mitdünsten. Auberginen, Zucchini und Paprika klein schneiden, mit dem Salz und der Gemüsebrühe hinzugeben und 10 Minuten weiterdünsten. Zum Schluß die grünen Erbsen hinzufügen. Das fertige Gericht mit Kokosraspeln bestreuen.

Den Naturreis mit etwas Salz 25-30 Minuten auf kleiner Flamme kochen.

Broccoli-Auflauf

Rezept für 4 Personen

Zutaten:
250 g Vollkornnudeln (*z.B. kurze Makkaroni, Rigatoni, Hörnchen*)
600 g Broccoli
50 g Weizen-Vollkornmehl
40 g Butter
50 g Tomatenmark
1/2 l Gemüsebrühe (1 EL)
1/8 l Milch (1,5 % Fett)
200 g Edamer (30 % Fett)
Cayennepfeffer, Salz nach Geschmack

Nährstoffe (pro Person)

	Energie (kcal)	Ballaststoffe (g)	Kalium (mg)	Magnesium (mg)
Absolut	1051	27,7	2294	322
% des Tagesbedarfs	53	92	76	108

Diese kalorien- und nährstoffreiche Mahlzeit deckt in der angegebenen Menge zwar bereits die Hälfte des Energiebedarfs, dafür aber auch drei Viertel des Kalium- und praktisch den gesamten Ballaststoff- und Magnesiumbedarf. Die Ballaststoffe werden dabei überwiegend von den Vollkornnudeln und dem Broccoli, das Kalium vom Broccoli und das Magnesium von den Nudeln geliefert.

Zubereitung:
Den Broccoli putzen und in kleine Röschen bzw. die Strünke in dünne Scheiben schneiden. Die Nudeln nach Gebrauchsanweisung kochen, 2 Minuten vor Ablauf der Kochzeit den Broccoli hinzugeben.

Das Mehl in der Butter anschwitzen, das Tomatenmark unterrühren, mit der Milch und der Gemüsebrühe unter Rühren ablöschen. 3 Minuten kochen lassen, mit Cayennepfeffer (und Salz) würzen.

Den Käse reiben, eine Auflaufform mit etwas Olivenöl anfetten. Die Nudel-Broccoli-Mischung in die Form geben, darüber die Tomatensoße, anschließend den Käse darüberstreuen. Den Auflauf im vorgeheizten Backofen bei 225° überbacken (Gas 4, Umluft 225°).

Pizza

Rezept für 4 Personen

500 g Weizen-Vollkornmehl
1/8 l Milch 1,5 %
40 g Bäckerhefe
60 g Olivenöl (6 große EL)
1,5 TL jodiertes Salz
1 TL Zucker
50 g Tomatenmark
400 g Tomaten aus der Dose

150 g Paprika
250 g Spargel aus der Dose
200 g Artischocken aus der Dose
400 g Champignons frisch (oder aus der Dose)
2 große Zehen Knoblauch
200 g Edamer (30 % Fett)
Gewürze nach Wahl (*z.B. Pizza-Gewürz, Oregano, Basilikum, Cayennepfeffer, Paprika*)

Nährstoffe (pro Person)

	Energie (kcal)	Ballaststoffe (g)	Kalium (mg)	Magnesium (mg)
Absolut	740	24,5	1581	242
% des Tagesbedarfs	37	82	53	81

Eine solche Pizza liefert etwas mehr als ein Drittel der benötigten Tagesenergie, mehr als die Hälfte des Kaliumbedarfs und über 80% des Tagesbedarfs an Magnesium und Ballaststoffen. Die Hälfte der Ballaststoffe stammen dabei aus dem Vollkornmehl, etwa ein Viertel liefern die Artischocken. Das meiste Kalium wird vom Mehl und den Champignons, das Magnesium überwiegend vom Mehl bereitgestellt.

Zubereitung:
Das Mehl in eine Schüssel geben, in eine kleine Kuhle die etwas erwärmte Milch geben, in die Milch den Zucker und die Hefe streuen und in der Kuhle vermengen. Nach 15 Minuten das Salz, 2 EL Olivenöl und etwa 300 ml Wasser nach und nach hinzugeben und einen Teig kneten. Den Teig etwa 30-60 Minuten an einem warmen Ort gehen lassen.

Ein großes Backblech mit 3 EL Olivenöl einfetten, den Teig auf dem Blech gleichmäßig auswellen. Auf dem Pizzateig das Tomatenmark verteilen, anschließend die Tomaten zerkleinern und auf den Teig legen. Die Pizza mit Paprika, den Pilzen, Artischocken, den Champignons und den in kleine Scheiben geschnittenen Knoblauch belegen, darüber den geriebenen Käse streuen, anschließend würzen.

Im vorgeheizten Backofen auf mittlerer Schiene bei 225° C ca. 30 Minuten backen (Gas 4, Umluft 225°).

Variationen:
Bei der Gestaltung des Belages sind keine Grenzen gesetzt! Nahezu alle Gemüsesorten, aber auch Fisch (*z.B. Thunfisch*), ja selbst Früchte (*z.B. Ananas*) können verwendet werden.

Spaghetti mit Tomatensauce, grüner Salat

Rezept für 2 Personen

Zutaten:
400 g Vollkornnudeln
200 g Tomatenmark
20 g Olivenöl
2 große Zehen Knoblauch
2 große Pepperoni, nach Geschmack milde oder scharfe
etwas Salz für das Kochwasser, Kräuter (*z.B. Oregano, Basilikum*) für die Sauce

150 g Kopfsalat (1 kleiner Kopf)
30 g Zitronensaft
20 g Sojaöl (2 große EL)
10 g frische Küchenkräuter (*z.B. Schnittlauch, Petersilie*)

Nährstoffe (pro Person)				
	Energie (kcal)	Ballaststoffe (g)	Kalium (mg)	Magnesium (mg)
Absolut	919	27,6	2169	303
% des Tagesbedarfs	46	92	72	101

Diese Mahlzeit stellt knapp die Hälfte des täglichen Energiebedarfs, fast drei Viertel des Kalium- und praktisch den gesamten Tagesbedarf an Ballaststoffen und Magnesium bereit. Die Vollkornnudeln liefern dabei den größten Teil der Ballaststoffe und des Magnesiums sowie ein Drittel des Kaliums. Das Tomatenmark ist die Hauptquelle für das Kalium.

Zubereitung:
Die Vollkornnudeln in leicht gesalzenem Wasser nach Anweisung kochen. Tomatenmark, Olivenöl und etwas Wasser erhitzen, den Knoblauch pressen und mit den Kräutern und den kleingeschnittenen Pepperoni in die Sauce geben, kurz aufkochen lassen.

Lebensmittel mit hohem Ballaststoff-, Magnesium- und Kaliumgehalt

Einige Lebensmitteltabellen berücksichtigen nicht nur den Nährstoffgehalt pro 100 g des Nahrungsmittels, sondern geben auch die Nährstoffdichte, d.h. den Nährstoffgehalt bezogen auf den Energiegehalt an, also pro 1000 kcal oder pro MJ. Da auch diese Werte nicht sehr anschaulich sind, wird in der nachfolgenden Tabelle (S. 179ff.) neben dem Nährstoffgehalt pro 100 g noch die relative Nährstoffdichte angegeben. Die **relative Nährstoffdichte** zeigt an, ob der tägliche Bedarf eines Menschen mit einem Nährstoff gedeckt wird, wenn dieser Mensch seinen gesamten Energiebedarf ausschließlich mit diesem Nahrungsmittel decken würde – dann wäre die relative Nährstoffdichte nämlich genau 1. Werte deutlich über 1 bedeuten, daß das Nahrungsmittel ziemlich reich an diesem Nährstoff ist, Werte unter 1 weisen auf eine relative Nährstoffarmut hin.

Beispiel: 100 g Vollmilchschokolade enthalten wegen des magnesiumreichen Kakaoanteils mit 40 mg Magnesium bereits mehr als 10 % des Tagesbedarfs, mit über 500 kcal aber auch mehr als ein Viertel des täglichen Kalorienbedarfs. Die nach dem absoluten Gehalt magnesiumreiche Schokolade erweist sich unter Berücksichtigung des Energiegehalts als relativ magnesiumarm – die Nährstoffdichte von Magnesium ist bei der Schokolade gering. Um den geforderten täglichen Magnesiumbedarf zu erreichen, müßte man also entweder sehr viel Schokolade essen (mit der Nebenwirkung einer deutlichen Gewichtszunahme, von anderen schädlichen Effekten ganz abgesehen) oder den „relativen Magnesiummangel" durch gesteigerte Zufuhr von Lebensmitteln mit einer sehr hohen Nährstoffdichte an Magnesium ausgleichen. Die relative Nährstoffdichte für 36-50jährige Frauen beträgt nur etwa 0,5, d.h. Vollmilchschokolade enthält nur halb soviel Magnesium wie es enthalten müßte, um den Magnesiumbedarf ausreichend damit decken zu können.

Die Nährstoffdichte – ein neuer Aspekt moderner Ernährungsforschung

Die relative Nährstoffdichte kann allerdings immer nur auf eine bestimmte Bevölkerungsgruppe bezogen werden, da der Energie- und Nährstoffbedarf alters- und geschlechtsabhängig stark variieren kann. In dieser Tabelle wird die Gruppe der 36-50jährigen Frauen mit einem täglichen Energiebedarf von 2000 kcal, einer empfohlenen Ballaststoffzufuhr von 30 g, einem Kaliumbedarf von 3 g und einem Magnesiumbedarf von 300 mg zugrunde gelegt. Für andere Bevölkerungsgruppen ergeben sich leichte Abweichungen, die Verhältnisse bleiben aber gleich, d.h. Nahrungsmittel, die in dieser Tabelle für die 36-50jährigen Frauen als nährstoffreich herausgestellt werden, sind es auch für andere Gruppen.

In der Tabelle sind alle Werte unter 0,5 *relativ nährstoffarm,* zwischen 0,5 und 2 *befriedigend* und über 2 *relativ nährstoffreich* (in der Tabelle daher fett gedruckt).*

Zur Veranschaulichung sind gelegentlich auch relativ nährstoffarme Nahrungsmittel angegeben (*z.B. um einen Vergleich zwischen Weißbrot und Vollkornbrot zu ermöglichen*).

Die in der Tabelle angegebenen **Zahlenwerte** können nur **grobe Anhaltspunkte** geben. Qualitative Aspekte sind hier nicht berücksichtigt worden. So haben unterschiedliche Ballaststoffe durchaus nicht dieselbe Wirkung auf die Verdauung (siehe Kap. Pflanzliche Medikamente, S. 83). Beispielsweise enthält der Leinsamen Ballaststoffe mit einer besonders hohen Quellwirkung, die eine gute Wirkung auf die Verdauung haben, was sich aber nicht an der Tabelle ablesen läßt. Ebenso ist beim Magnesium- und Kaliumgehalt nicht berücksichtigt, wie groß die Resorptionsrate (der Anteil der Aufnahme im Darm) des Minerals bei diesem Nahrungsmittel ist. So wird das Magnesium aus Milchprodukten wegen des hohen Kalziumgehaltes möglicherweise sehr viel schlechter aufgenommen als dies bei kalziumärmeren Nahrungsmitteln der Fall ist.

---

*
Die Namen von Lebensmitteln, deren relative Nährstoffdichten von Ballaststoffen, Magnesium **und** Kalium größer gleich zwei sind, werden fett gedruckt.

Kleine Lebensmitteltabelle mit Ballaststoffen, Magnesium und Kaliumgehalt

	Ballast-stoffe (g)	relative Nährstoffdichte	Magnesium (mg)	relative Nährstoffdichte	Kalium (mg)	relative N.dichte
Milch 3,5%	0	0	12	1,3	157	1,6
Joghurt 3,5%	0	0	12	1,3	157	1,7
Schlagsahne 30%	0	0	10	0,2	112	0,2
Crème fraîche	0	0	8	0,1	105	0,2
Edamer 30%	0	0	59	1,6	95	0,2
Emmentaler 45%	0	0	35	0,6	107	0,2
Camembert 60%	0	0	29	0,5	105	0,2
Quark 20%	0	0	11	0,7	87	0,5
Hühnerei	0	0	13	0,5	144	0,6
Butter	0	0	3	0	12	0
Öle und Fette	0	0	1-13	0	1-7	0
Hering	0	0	31	1,0	360	1,2
Scholle	0	0	22	1,9	311	**2,7**
Seezunge	0	0	49	**3,9**	309	**2,5**
Flußaal	0	0	21	0,5	217	0,5
Forelle	0	0	27	1,8	465	**3,0**
Hecht	0	0	25	**2,0**	250	**2,0**
Lachs	0	0	29	1,0	371	1,2
Huhn	0	0	37	1,9	359	1,8
Kalb (Muskel)	0	0	16	1,1	388	**2,7**
Rind (Muskel)	0	0	21	1,3	385	**2,4**
Schwein (Muskel)	0	0	27	1,6	387	**2,3**

	Ballast-stoffe (g)	relative Nährstoffdichte	Magnesium (mg)	relative Nährstoffdichte	Kalium (mg)	relative N.dichte
Schweinekeule	0	0	21	0,5	292	0,7
Schweineleber	0	0	21	1,0	350	1,7
Hase	0	0	28	1,7	400	**2,4**
Mettwurst	0	0	11	0,2	213	0,3
Salami	0	0	11	0,1	302	0,4
Kochschinken	0	0	24	0,8	270	0,9
Hafer	5,6	1,0	129	**2,4**	355	0,7
Hirse	4,0	0,8	170	**3,2**	430	0,8
Mais	9,2	1,8	120	**2,4**	330	0,7
Naturreis	4,0	0,8	157	**3,0**	150	0,3
Weißer Reis	1,4	0,3	28	0,5	92	0,2
Roggen	13,2	**3,3**	120	**3,0**	510	1,3
Weizen	10,4	**2,3**	147	**3,2**	502	1,1
Mehl, Typ 550	2,0	0,4	10	0,2	126	0,2
Weizenkeime	15,0	**4,0**	325	**8,7**	1065	**2,8**
Weizenkleie	53,0	**23,7**	590	**26,4**	1400	**6,3**
Weizenvoll-kornbrot	5,0	1,6	92	**2,9**	270	0,9
Weißbrot	3,0	0,8	1	0	130	0,4
Knäckebrot	14,0	**3,9**	68	1,4	436	0,9
Pumpernickel	6,0	**2,0**	71	**2,4**	454	1,5
Simonsbrot	6,0	**2,0**	48	1,6	410	1,3
Steinmetzbrot	6,0	**2,0**	122	**4,0**	275	0,9
Blätterteig-gebäck	0	0	12	0,2	84	0,1
Sahnetorte	0	0	13	0,2	99	0,2
Corn-Flakes	4,0	0,8	14	0,3	139	0,3

	Ballast-stoffe (g)	relative Nährstoffdichte	Magnesium (mg)	relative Nährstoffdichte	Kalium (mg)	relative N.dichte
Früchte-Müsli	6,0	1,1	65	1,2	450	0,9
Eiernudeln	3,4	0,7	67	1,3	164	0,3
Vollkornnudeln	8,0	1,6	53	1,0	165	0,3
Johannisbrot-kernmehl	74,0	**82,2**	62	**6,9**	325	**3,6**
Weiße Bohnen	19,2	**4,4**	130	**2,9**	1300	**2,9**
Gelbe Erbsen	12,0	**2,3**	116	**2,2**	930	1,8
Kichererbsen	11,0	**2,4**	108	**2,4**	580	1,3
Linsen	10,6	**2,3**	77	1,7	810	1,7
Sojabohnen	11,9	1,8	250	**3,7**	1750	**2,6**
Sojamehl, halbfett	14,3	**2,9**	286	**5,7**	2025	**4,0**
Cashew-Nuß	2,9	0,3	270	**3,2**	552	0,6
Erdnuß, geröstet	7,4	0,9	180	**2,1**	777	0,9
Kokosraspel	24,0	**2,6**	90	1,0	750	0,8
Mandel	10,0	1,1	170	1,9	835	0,9
Leinsamen	35,0	**5,4**	350	**5,4**	500	0,8
Haselnuß	7,4	0,8	150	1,6	630	0,7
Pistazie	6,8	0,8	158	1,8	1020	1,1
Walnuß	12,1	1,2	160	1,4	570	0,6
Sesamsamen	11,9	1,4	347	**4,1**	458	0,5
Sonnenblumen-kerne	6,3	0,7	420	**4,8**	725	0,8
Artischocke	2,0	**2,7**	26	**3,5**	350	**4,8**
Grüne Bohnen	3,0	**5,7**	26	**5,0**	237	**4,5**
Broccoli	3,0	**8,3**	24	**6,6**	410	**11,4**

	Ballast- stoffe (g)	relative Nährstoffdichte	Magnesium (mg)	relative Nährstoffdichte	Kalium (mg)	relative N.dichte
Chicorée	1,3	**7,9**	34	**20,6**	192	**11,6**
Chinakohl	0,9	**5,4**	13	**7,9**	202	**12,2**
Endivien	1,5	**8,3**	13	**7,2**	320	**17,8**
Feldsalat	1,5	**8,3**	13	**7,2**	420	**23,3**
Fenchel	3,3	**6,1**	49	**9,1**	494	**9,1**
Grünkohl	4,2	**8,5**	34	**6,9**	490	**9,9**
Gurken	0,9	**4,6**	8	**4,1**	141	**7,2**
Kartoffel, roh	2,5	**2,3**	25	**2,3**	443	**4,2**
Kartoffelchips	6,0	0,7	64	0,8	1000	1,2
Kohlrabi	1,4	**3,7**	32	**8,5**	372	**9,9**
Kopfsalat	1,5	**10,0**	11	**9,1**	383	**25,5**
Möhren	3,4	**8,4**	17	**4,2**	290	**7,2**
Paprika	2,0	**6,7**	12	**4,0**	212	**7,1**
Pastinake	11,6	**35,2**	22	**6,7**	149	**4,5**
Portulak	2,0	**8,9**	15	**6,7**	390	**17,3**
Rhabarber	3,2	**19,4**	13	**7,9**	270	**16,4**
Rosenkohl	3,0	**5,3**	22	**3,9**	390	**6,8**
Rote Bete	2,5	**4,1**	25	**4,1**	335	**5,4**
Sauerkraut	2,2	**9,2**	14	**5,8**	288	**12,0**
Schwarzwurzel	8,0	**38,1**	23	**11,0**	320	**15,2**
Spargel	1,5	**7,7**	15	**7,7**	114	**5,8**
Spinat	2,3	**10,2**	58	**25,8**	633	**28,1**
Süßkartoffel	2,3	1,6	25	1,7	400	**2,8**
Tomate	1,8	**7,1**	20	**7,8**	297	**11,6**
Topinambur	13,0	**29,9**	20	**4,6**	230	**9,0**
Wegerich	6,0	**3,4**	33	1,8	350	**2,0**
Weißkohl	2,5	**7,6**	20	**6,1**	233	**7,1**
Zuckermais	4,0	**3,0**	43	**3,2**	300	**2,2**

	Ballaststoffe (g)	relative Nährstoffdichte	Magnesium (mg)	relative Nährstoffdichte	Kalium (mg)	relative N.dichte
Zwiebel	3,1	**6,3**	11	**2,2**	175	**3,5**
Champignon	2,0	**8,9**	13	**5,8**	418	**18,6**
Pfifferling	2,0	**5,8**	14	**4,1**	507	**14,7**
Steinpilz	2,0	**3,9**	12	**2,4**	486	**9,5**
Apfel	2,0	**2,6**	6	0,8	144	1,8
Apfelsaft	0	0	10	1,4	109	1,5
Apfelsine	2,0	**3,0**	14	**2,1**	189	**2,9**
Apfelsinensaft	0	0	12	1,7	157	**2,2**
Aprikose	2,0	**2,8**	9	1,3	280	**4,0**
Aprik., getrocknet	8,0	**2,1**	50	1,3	1370	**3,6**
Banane	3,0	**2,4**	36	**3,0**	382	**3,1**
Dattel, getrocknet	9,0	**2,2**	50	1,2	649	1,6
Erdbeere	2,0	**4,0**	15	**3,0**	156	**3,2**
Feige	3,0	**3,3**	20	**2,2**	217	**2,4**
Feige, getrocknet	10,0	**2,7**	70	1,9	850	**2,3**
Himbeeren	4,5	**9,4**	30	**6,3**	169	**3,5**
Johannisbeeren, rot	3,5	**6,1**	13	**2,3**	238	**4,2**
Johannisbeeren, schwarz	6,8	**9,3**	17	**2,3**	341	**4,6**
Mispel	10,0	**15,2**	11	1,7	250	**3,8**
Pflaume	1,7	**2,2**	10	1,3	221	**2,9**
Pflaume, getr.	9,0	**2,5**	73	**2,1**	824	**2,3**
Quitte	6,0	**10,5**	8	1,4	199	**3,5**
Weintrauben	1,6	1,5	9	0,8	183	1,7
Rosinen	5,6	1,4	65	1,6	630	1,6

	Ballast-stoffe (g)	relative Nährstoffdichte	Magnesium (mg)	relative Nährstoffdichte	Kalium (mg)	relative N.dichte
Bier (Pils)	0	0	11	1,6	50	0,8
Sekt	0	0	8	0,6	50	0,4
Tafelwein	0	0	8	0,8	90	0,9
Kakaopulver	37,7	**9,2**	500	**12,3**	1500	**3,7**
Konfitüre	3,0	0,8	10	0,3	15	0
Marzipan	1,0	0,1	120	1,8	210	0,3
Vollmilch-schokolade	0	0	40	0,5	400	0,6
Zucker	0	0	0	0	2	0

Es fällt auf, daß

- der **absolute Gehalt an Nährstoffen oft täuscht**: Lebensmittel können trotz hohen absoluten Nährstoffgehalts eine niedrige relative Nährstoffdichte haben (besonders kalorienreiche), andere Lebensmittel können trotz niedrigen absoluten Nährstoffgehalts eine hohe relative Nährstoffdichte haben (besonders kalorienarme wie etwa Gemüse).
- alle **Milchprodukte**, **Eier**, **Fette**, **Öle**, **Fische**, **Fleisch** und **Wurstwaren** praktisch völlig **ballaststofffrei** sind.
- die meisten **Fische** einen befriedigenden, einige einen hohen Gehalt an Magnesium und Kalium haben.
- **magere Fleischsorten** einen befriedigenden Gehalt an Magnesium und einen hohen Gehalt an Kalium haben.
- **fette Fleisch- und Wurstsorten** eine niedrige relative Dichte an Magnesium und Kalium haben.
- **Vollkornprodukte** wesentlich höhere Gehalte an Ballaststoffen, Magnesium und Kalium haben als die entspechenden Nahrungsmittel aus ausgemahlenem Getreide.
- **Vollkornprodukte** sehr gute Dichten an Magnesium und befriedigende Dichten an Kalium haben.
- **Weizenkeime** und besonders **Kleie** besonders reich an Ballaststoffen, Magnesium und Kalium sind.
- **Hülsenfrüchte** reich an Ballaststoffen, Magnesium und Kalium sind.
- **Nüsse** und **Samen** trotz eines hohen absoluten Ballaststoffgehaltes wegen des hohen Kaloriengehaltes diesbezüglich nur eine befriedigende relative Nährstoffdichte haben. Die Dichte an Magnesium ist jedoch recht hoch.

- Praktisch alle **Gemüse** haben sehr hohe Nährstoffdichten an Ballaststoffen, Magnesium und Kalium, sind also für eine gesunde Ernährung vor allem bei Verstopfung besonders geeignet. Die hohen relativen Nährstoffdichten ergeben sich durch den sehr geringen Kaloriengehalt. Sie müssen daher große Mengen essen, um auch absolut auf eine nennenswerte Nährstoffzufuhr zu kommen. *Beispiel: Wenn Sie Ihren täglichen Ballaststoffbedarf von 30 g ausschließlich aus Feldsalat decken wollten, so müßten Sie davon 2 kg (!) verzehren.*

- Für **Pilze** gilt prinzipiell dasselbe wie für Gemüse.

- Beim **Obst** ist nicht nur die Banane reich an Kalium, Magnesium und Ballaststoffen – auch Feigen, Apfelsinen, Trockenpflaumen und einige Beerenarten stehen der Banane kaum nach oder übertreffen sie sogar. Alle Obstsorten sind ziemlich kaliumreich, die meisten weisen auch eine hohe Dichte an Ballaststoffen auf, viele auch beim Magnesium. Die hohen Nährstoffdichten der Gemüsesorten werden wegen des höheren Kaloriengehalts jedoch meist nicht erreicht. Obstsäfte haben ähnliche Mineralgehalte wie das Obst selbst, jedoch sind die Säfte nahezu ballaststofffrei – das ganze Obst ist daher dem Saft vorzuziehen.

- **Alkoholische Getränke** sind ballaststofffrei, die Nährstoffdichte an Kalium ist eher niedrig, die Dichte an Magnesium befriedigend, jedoch führt der Alkoholgehalt zu größeren Verlusten über die Niere, so daß alkoholische Getränke für Verstopfte eher ungünstig sind.

- Zwar ist **Kakaopulver** reich an Ballaststoffen, Magnesium und Kalium, praktisch alle **Süßwaren** - auch wenn sie kakaohaltig sind - sind jedoch recht nährstoffarm, da sie in der Regel sehr viel Zucker enthalten. **Zucker** besteht nur aus Kohlenhydraten und ist ansonsten praktisch nährstofffrei.